「ゆる薬膳。」はじめたら するっと5kgヤセました！

池田陽子
Ikeda Yoko

青春出版社

はじめに

勝手にカラダがヤセる「ゆる薬膳。」ダイエットとは？

ヤセたい！　でも食べたい！　と絶叫しているあなた。

満腹すぎてヤセる「ゆる薬膳。」ダイエットワールドへようこそ♪

「なに、その矛盾」と思うかもしれませんが、実際のところわたしがそうです。めっちゃ食べてます。というか、**日々、体型維持のために必死に食べまくってます。**

かつては、わたしもヤセるために、いかに「食事を制限する」かばかり考えてました。遅刻ギリギリであろうが、信号が青から赤になろうが、背後からライオンに追いかけられようが、絶対走りたくないほどの〝運動嫌い〟。必然的にカロリーダウンしかありません。

ものを食べるときは、まず、カロリーが頭の中を駆け巡り、カロリーを脳内電卓ではじき、1食300キロカロリーを切ると喜び、うっかりカロリーの高いものを食べたら落ち込み、そらもう、**食べることは「カロリー**

のお告げ次第」みたいな「カロリー教」の信者でした。

でも、薬膳をはじめてから、カロリーの妄信的崇拝をやめました。なんでかといえば、薬膳の実践で、ヤセたからです。

なおかつ、ヤセようと思って食べていたわけではありません。その頃はダイエットよりも「衰えはじめた顔面」のほうが、はるかに気になっていました。見慣れぬシミ、シワにおののき、コスメを買い漁《あさ》り、その金額は月額10万！　そんなとき、カラダの外側でなく内側から見直してみようと思ったのが、薬膳を学ぶきっかけです。

なので、わたしはもっぱら美肌のための薬膳的食養生に夢中でした。その結果、コスメを塗りまくるより、はるかに肌のコンディションが整い、化粧品代は月３０００円に激減。

そして、気がついたら**体重は５kg減。**まさに**「勝手にカラダがヤセていた！」。**完璧に**「おまけでヤセた」といううれしいサプライズ！**

そのうえ、それまで悩まされていた花粉症や肩こり、疲れ目、便秘といった不調もなくなりました。大量のコスメも、マッサージ機も目薬も便秘薬も断捨離。そのうえ**肉も断捨離！**　すごいぞ、薬膳！

だからといって、わたしは生薬を使った難しい料理をつくって食べていたわけではありません。難しそうなイメージを持たれがちな薬膳ですが、薬膳の基本となる考え方はとてもシンプル。

中医学（中国の伝統医学）では、「食事で体調を整える」という考え方があります。食材ひとつひとつには、すべてカラダに及ぼす作用があり、体調や季節、体質に合わせてそれらを日々の食事に取り入れることによって、カラダの不調を改善できる、としています。ようは「考えて食え！」ということ。

そして中医学の観点における「肥満」は、**「カラダ全体のバランスが崩れた状態」**と考えます。バランスが崩れるから、病気になり、美容のトラブルが起き、そして、でぶになる！

だから「カラダのバランスをとる食べ方」を心がければ、健康で美しい肌、スリムなカラダも手に入るんです。

とはいえ、わたしは、全然ストイックな食べ方は、していません。**「おおざっぱデラックス」「適当のメガ盛り」「ハイパー自堕落」なのだけが取り柄です**（おい）。

しかも酒飲みだし、薬膳のことを思いっきり忘れている日もあります。「イケダのどのへんが薬膳系なんだかわかんない」と思ってるひとも多数。えっへん（自慢してどうする！）。

でも忘れたら思い出せばいいわけで「やっちまったらまた調整すればいい」。

そして日頃から、「考えて」食べることで、**「カラダのバランス貯金」をしていれば、ほどなく体重はもとに戻ります。**

食べるのを我慢するのではなくて、考えて食べる。その一食が「食べエクサ」。食べないとヤセません！　カラダのバランスを整え、代謝をアップする食べ方をしていれば、**太りようがありません。**

そのためには、むしろ、結構食べなくてはならないものは多いんです。とはいえ、現代人は食もままならないほど、忙しい！

そんなあなたにこそ、「ゆる薬膳。」ダイエット。

①スーパーの食材で大丈夫

ふだん食べている野菜や肉、魚などの食材にも十分に薬効があります！

②外食でも大丈夫

料理ができなければ自分に必要な食材が入ったメニューを選べば大丈夫！

③コンビニでも大丈夫

缶詰、瓶詰、冷凍食品、ドリンクは強い味方！

どんなに忙しくても、ずぼらなひとでもトライできます！　「全日本ゆる検定」で100回もグランプリをとっているわたしが言うんだから大丈夫っ！

それでも10年以上、**166センチ、49kgキープ**です。ゆるーく、ムダ肉を撲滅しましょう！

「ゆる薬膳。」はじめたらするっと5kgヤセました！　CONTENTS

はじめに　勝手にカラダがヤセる「ゆる薬膳。」ダイエットとは？　002

PROLOGUE

運動不要！　食事制限不要！
「ゆる薬膳。」ダイエットでヤセるわけ

ヤセられないのは「ドM食い」が原因だった！　012
気・血・水のバランスが整えば脂肪が燃焼しやすいカラダに！　015
食事制限不要。食べ方を変える究極の「食べテク」で一生スリム　018

STEP 1

外食でもOK！　忙しくても大丈夫！
満腹すぎる「食べエクサ」メソッド

忙しくても実践可能！　食べるほどヤセる「食べエクサ」　022
体内に食材を突っ込め！「入れて、混ぜて、のせて」大作戦　024
外食でもヤセ食材をとるなら「食材の変装」を見逃すな！　026
無意識食いNG。「一食入魂」でサプリ、エステ、コスメ級の効果　028
米もおかずのひとつだと思え！「妄想力」で巨大化を防ぐ　030

「コンビニ／居酒屋」はダイエットに最高のステージ！ 032
食えなきゃ飲め！「飲み薬膳」でスリムを体内投入 034
女子力アップな「美スイーツ」で甘いものと上手に付き合う 036
【COLUMN】カラダをつくる「肝・心・脾・肺・腎」の働き 038
【ダイエット体験談①】3週間で4kg減！「ゆる鍋薬膳。」でヤセた！ 040

STEP 2

豆、キノコ、ナガイモ、青ジソ、サバ、黒きくらげ、海藻類 7つの基本食材で「ヤセ体質」に！

7食材の「日常食べテク」でヤセボディの土台をつくる 042
マメな女こそ美ボディ！「豆」は天然ダイエットサプリ 044
徹底的に「キノコ」に萌える！菌活で新陳代謝をアップ 047
スリム＆エステ効果バツグンの「ナガイモ」を使いこなす 050
ストレス解消の魔法の葉っぱ「青ジソ」でアロマなダイエット 052
ダイエッター注目フィッシュ「サバ」で血行促進！ 054
「黒きくらげ」ワークアウトで血巡り改善、スリムダウン！ 056
「海藻類」でカラダのゴミをすっきりデトックス！ 058
【COLUMN】食べるから太らない♪ イケダの食事日記 061

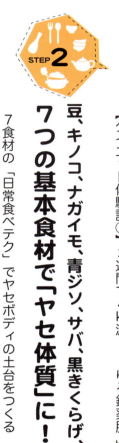

STEP 3

シーズン別にダイエット法は違う！

季節に合わせた「食べテク」で「一生ヤセっぱなし」

季節ごとのダイエット食材でエンドレス「ヤセ体質」 064
春はダイエット成功の季節！ 「ほろ苦フード」でムダ肉撃退 066
梅雨は水太りシーズン！ 除湿機食材で汁だくボディ解消 069
クールダウンな食べテクであるまじき「夏でぶ」を防止 072
秋ダイエットの大敵・便秘を「潤いの白食材」でスッキリ 075
真冬のスリムは「温活食い」こそ究極のエクササイズ 078

STEP 4

自分に合った食材でムダ肉狙い撃ち

「体質別食べテク」でますますヤセる！

「体質別食べテク」で一気にスリム化が加速！ 082
【熱でぶ】「クールダウン食材」で燃えるでぶ脱却！ 087
【気巡り不良でぶ】「食べるアロマ」で目指せ！ リラックススリム 090

【血巡り不良でぶ】「血流アップ食材」を味方に全身血巡りサイズダウン 093
【気不足でぶ】気をチャージして、「ポニョ体型」をしぼれ！ 096

STEP 5

ヤセにくいときの処方箋①
「アンチエイジング食べテク」で「老化でぶ」を撃退！

腎のパワーアップで「あの頃の体型」にワープ！ 100
「黒食材」で老化による体型危機を回避せよ！ 102
冬は老化が加速する!? 「腎食材エクサ」の徹底を 105
【ダイエット体験談②】2週間で2kgヤセて、むくみ体質も改善！ 108

STEP 6

ヤセにくいときの処方箋②
「タイプ別食べテク」ででぶの敵・便秘を改善

「間違い食べ」で激づまり!? マイ食材でぺたんこ腹に 110

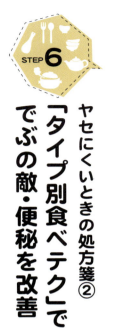

【熱づまり】体内コールドテクでスルリと出す！ 115
【冷えづまり】「腸内カイロ」食材でぬくぬくスルリを 116
【気不足づまり】いきみカアップでトイレから脱出！ 117
【気巡り不良づまり】気の流れを改善してストレスづまり解決 118
【血不足づまり】血をチャージして腸内砂漠に潤いを！ 119

「ゆる薬膳。」ダイエット　食材リスト 120
ダイエット食事日記の書き方 122

おわりに 125

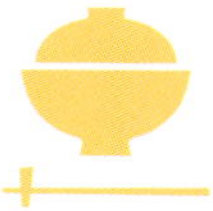

カバー・本文デザイン　田中彩里
本文イラスト　上田惣子

本書で紹介するレシピは2人分を目安に表記しています。

小さじ1＝5ml、大さじ1＝15ml、1カップ＝200mlです。電子レンジの加熱時間は600Wを基準にしています（500Wの場合は1・2倍、700Wの場合は0・8倍を目安に調整してください）。

PROLOGUE

運動不要！　食事制限不要！

「ゆる薬膳。」ダイエットでヤセるわけ

PROLOGUE

ヤセられないのは「ドM食い」が原因だった！

わたしがでぶMAXだったのが、30歳を過ぎたころ。それまで少し調整すればどうにかなっていたはずなのに、なんだかヤセにくい！　と勢いダイエットに燃えた時期があります。

「じゃあ運動しよう」という発想のないものぐさなので、とにかく「カロリーダウン命」！　トマトやレタス、キュウリ、大根などの生野菜やところてん、コンニャク、しらたきなどを盲目的に崇拝。しらたきなんて激しく愛しすぎて世の中すべての麺をしらたきに見たてて、暮らしてました。ちゅるん。

よって1食300キロカロリーレベルで相当がんばっていたのに、さしてヤセない。それぱかりか**冷える、むくむ、だるい、しんどい!!!**

なんでーーー!

薬膳を学んだ、いまとなれば理由はわかります。わたしが食べていたものは、すべて「カラダを冷やす」食材。そもそも冷える体質のわたしにとっては、向いていない食べ方。そして、そもそも、こんな偏《かたよ》った食べ方ではカラダのバランスが崩れて、代謝が落ちてヤセにくくなり、体調を崩す原因になるだけ。はい、みなさん。これを**「ドM食い」**と言います。

これらの食材に罪はありません。大切なのはカラダの「バランス」を考え、食材を必要に応じて取り入れること！

そのためには、まず、**あるまじき「ドM食い」を改めるべし！**

女子がいちばん突っ走りやすいのが、わたしが実践していたような生野菜のサラダまみれ、コンニャクやら豆腐、モヤシまみれといった、やみくもな「カロリー至上主義ダイエット」。

カロリーを追求するあまり、「栄養」と「バランス」という観点が抜け落ちると、結果的に体調が悪くなるばかりか、代謝が落ちて脂肪や水分をため込みやすくなってしまうんです。

そして、ちまたに都市伝説のように出回る「単品系ダイエット」。これも偏った食事でバランスを崩すだけの「たんなるドM食い」。キッパリ言っておきますが残念ながらこの世の中に、洗顔後これ1本！の「オールインワンジェル」のような食材はありません！どうでもいい男に「あなたしか見えなーいーー！」と尽くして、貢いで、見返りを待っているようなもんです。我に返るように。

そして忘れないでもらいたいのは**「食べなければヤセられない」**

ということ。「食べるのを我慢する」必要はありません。

言語道断の**究極のドMは「絶食ダイエット」！** ヤセたのはいいけれど、顔色悪い、肌ボロボロ、なんだかフラフラでは意味がありません。

とくに老化防止のために、十分な栄養が必要になってくるアラフォー以上が、こんなダイエットをしたら、自ら「枯れ木宣言」をしているようなもの。「永遠にガーリーで思わず振り向きざまに2度見されたくなるような女」を目指しているなら即刻改めること。

ていうか、そもそも、そんな「ドM食生活」つまらなくないですか？

「ゆる道」を極めるわたしの辞書に「ストイック」という文字は当然ないばかりか、「つまらん」という文字もありません。座右の銘は**「自分に甘くったっていいんだよ！」**（自作）。めっちゃ自分にスイートな女です。

食事は大きな日々の楽しみ。飲んで食べるつまみは無常の喜び。禁止されたら気分は牢獄入りです。人生はもっと楽しまないと！

「ゆる薬膳。」ダイエットで取り入れたい食材は幅広く、しかもそれらを「食べこなす」ことが必要です。

時代は、いま**「自分にスイートな女でスリム！」**。楽しく食べまくって美しくなりましょう～。

PROLOGUE

気・血・水のバランスが整えば脂肪が燃焼しやすいカラダに！

「ゆる薬膳。」ダイエットで大切なのはバランスのとれたカラダづくり。

中医学では、**カラダ全体のバランスが崩れているために「太りやすくなる」**と考えます。バランスが崩れると代謝が落ちて、食べたものを消化しきれずに、必要以上の脂肪や水分をため込んでしまうのです。

食べたものは本来であれば、カラダの中できちんと消化されて栄養となって、利用されるはず。けれど、利用されずにため込まれると太るばかりか、体調を崩す原因に。バランスが整えば、代謝がアップして食べたエネルギーを効率的に消費。脂肪が燃焼しやすいカラダになれるというわけ。

カラダのバランスを考えるときに重要なのが、**「気《き》」「血《けつ》」「水《すい》」**。中医学では、この3つが人間が活動するうえで大切な要素と考えます。美しく健康でいるためには、それぞれが充実して、体内を巡り、バランスがとれていることが大切。どれかが不足したり、流れが滞ると体調を崩してしまいます。

気は体内のいたるところを流れている、目には見えないエネルギー。パワーの源で、不足すると疲れやすくなったり、だるい、免疫力が下がるといったトラブルが起きやすくなります。ダイエットにおいても、新陳代謝が悪くなり、脂肪を燃焼する働きが低下する原因に。

また、気の巡りが悪くなると、今度は血や水の巡りが悪くなり、余分なものがカラダにつきやすい状態に。筋肉の動きも悪くなりがちです。

血は中医学では「全身に流れて、カラダのすみずみにまで栄養を与える成分」と考えます。血が不足し、その巡りが悪くなると老廃物の代謝が悪くなり、太りやすくなってしまいます。

そして、水は血以外のあらゆる体液。水が過剰に増えたり、うまく利用できていないと、カラダは余分な水分をため込んで「でぶ化」する原因に。

だから気、血、水のバランスを整えれば、筋肉、脂肪、水分のバランスをとり、スリムで美しいボディラインが実現可能！　そのうえ**ヤセるだけでなく、おのずと元気でパワフルなカラダ、美肌も手に入れられると一石三鳥！**

そして、気、血、水のバランスを保つには、とにかく食事が大切！　ダイエットというと食べものが「オール敵」に思えがちだけど、とんでもない！食べることはまさに、**美ボディのための究極のエクササイズ！**

しっかり必要なものを取り入れる「食べエクサ」をはじめましょ♪

ダイエットの要！ 気 血 水

気《き》

元気のもとになるエネルギー
「ヤセモード」の源！

体内を巡る目には見えないエネルギー。人間のパワーの源で、カラダを支える重要な働きを持っています。ダイエットにおいては基礎代謝をアップさせるために、気が充実していることが大切！

水《すい》

カラダの潤いを保つ
過剰になると、でぶ化の原因に

カラダ中の皮膚、内臓、髪などに潤いを与え、関節や骨髄にも入って動きをスムーズにします。不足すると乾燥したり、のぼせやすくなったりします。過剰になると、むくんだり、太りやすくなる原因に。

血《けつ》

全身に栄養を与える成分
滞ると、代謝がダウン

西洋医学の血液としての要素だけではなく、全身に栄養を与える成分と考えます。美しい肌や髪をつくるためには欠かせない要素。流れが滞るとカラダが老廃物をため込み、肥満の原因になってしまいます。

３つのバランスが整えば
カラダは勝手にヤセていく！

食事制限不要。食べ方を変える究極の「食べテク」で一生スリム

PROLOGUE

夏が来るからダイエット、ここぞというイベントがあるからダイエット。目標達成したら、またもとの姿……。ハッキリ言っておきます。**「ダイエットは気合いを入れるほど失敗する」**

そして、**ゆるくヤセたほうが、美しいボディラインが持続します。** ここが「ゆる薬膳。」ダイエットのいいところ。日々、食事を「減らす」でなく、食べ方を「変える」という「薬膳的食べテク」が習慣化されれば、カラダのバランスが整い、太りようがなくなるからです。リバウンドする心配がありません。

「ゆる薬膳。」ダイエットで実践することは、次の3つです。

①7つの基本食材を取り入れる「日常食べテク」でヤセ体質に

カラダのバランスを整えるために、とくにおすすめの7つの食材をコンスタントに取り入れることで、ヤセやすいカラダの下地をつくります。

②「季節に合わせた食べテク」で、通年ヤセっぱなしに

春、梅雨、夏、秋、冬と、ひとのカラダは確実に外界の影響を受けています。中医学では「人間は自然の一部であり、自然に対応して生きることで健康や美容はおのずと手に入る」という思想があります。季節に合わせた食べ方で、さらにカラダをシェイプ！　エンドレス「ヤセ体質」を強化します。

③「タイプ別食べテク」で一気にスリム化

①、②の基本テクをおさえたうえで、体質に合ったおすすめの食べ方を実践するオーダーメードの「食べテク」で、スリム化を一気に加速します。

また、加齢によるヤセにくさを解消する「アンチエイジングスリム食べテク」、ダイエットの敵・「便秘解消食べテク」を身につければ完璧！

食べテクは、このあとご紹介する、「ゆる薬膳。」流「食べエクサメソッド」を使えば、ゆるく、ラクに実践可能です。まずは習慣化！　ランニングが毎日の日課になると、走らないと気持ち悪い、というのと同じです。**「アレを食べないと気持ち悪い」となってこそ美ボディ降臨！**「ギャー、きょうは豆を食べてなかった!!」とうろたえ、「ひいい、きょうは海藻を食べてなかった！」と慌てふためくようになったら、どんどん体重計の針は左に傾きます。

毎日の賢い食べ方で、バランスのとれたカラダをつくることこそ「美しくスリム」の基本。**短期集中より「一生キレイ」を目指すべし！**

食べるからヤセる！
「ゆる薬膳。」ダイエット

7つの食材で「ヤセ体質」の土台をつくる

↓

季節に合わせた「食べテク」をマスター

↓

オーダーメイドの**「体質別食べテク」**で
ムダ肉撃退！

↓

- **アンチエイジング**な食べ方で「老化でぶ」を回避！
- 「つまり解消」ですっきりヤセる**便秘対策**

↓

カラダのバランスが整って**ヤセる！**

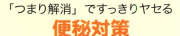

外食でもOK!　忙しくても大丈夫!

満腹すぎる「食べエクサ」メソッド

STEP 1

忙しくても実践可能！食べるほどヤセる「食べエクサ」

「ゆる薬膳。」ダイエットにあたって、まずは次の標語を壁に貼るべし。

「必死に食べてヤセろ！」

知識があっても、食べなきゃはじまりません。そして、このあとを読んでいただければわかりますが、バランスを整えるために食べなくてはならないものは「結構、数がある」んです。

なにせ「食べエクサ！」。「食べたら太る」ではなく、食事は全部**「食べるスクワット」「食べる腹筋」「食べるランニング」**だと思って、いわば「食のトライアスロン」に挑みましょう。

まず、実践にあたって気づいてほしいことがあります。**「ひとは意外に同じものしか食べていない」**という事実。冷静に自分がきょう食べたものを思い出してみてください。食材がかなりかぶっているはずです。

そして、1週間単位で考えたときに、自分が「まったく食べていない食材」もあるはずです。たとえば「トマトはわりと食べてるけど、ブロッコリーって食べてないな……」とか「イモ類は毎日食べていたけど、豆はまったく食べてなかった……」とか。そのうえ**「人生においてほとんど食べていなかったもの」に気づく**こともあります。

わたしも薬膳をはじめるまで、この実態に気づいていませんでした。野菜は結構食べているほうだと思っていたけど、トマトとレタスとキュウリはヘビロテでも、レンコンやセロリや春菊は地球上に存在しないも同然。ましてや冬瓜《とうがん》や黒きくらげは「買ったこと」もなかったです。

魚もスーパーでは、サケの切り身やマグロなどのお刺身はよく買っても、さばくのが面倒な青魚類のコーナーは北極並みに遠い世界……。

「ゆる薬膳。」ダイエットの実践は、いわば「食における人生の棚卸」。そうだわ、気づかぬうちに、同じタイプばかり好きになっていた……、意外にいいひとかもしれないのに食わず嫌いだったかも……、世の中にはもっといい男もいるかも！　**「ゆる薬膳。」で己の恋愛も反省できます。**

まずは食材選びへの意識を改め、自分に必要な食材をどれだけ「コンスタントに」食べられるか、を追求すること。かくいうわたしも「必死で食べる日々」。毎日バタバタ、料理をつくるヒマもない、外食も多い……。そんなわたしがアタマに叩き込んでいるのが「食べエクサ」メソッド。これを駆使すれば可能です。「気負わずに気を抜くな」！　必死に食べてヤセましょうっ！

STEP 1

体内に食材を突っ込め！「入れて、混ぜて、のせて」大作戦

食べてスリムを目指すなら、とにかく自分に必要な食材の数々を「たまに」ではなく「コンスタントに」取り入れることが大切。1日のうちで、あるいは3日の間でどれだけ食べられたかを追求すること！

もはや、そのためなら「がんばって料理をつくらなくっちゃ」というきれいごとも忘れてください。

「ゆる薬膳。」ダイエット実践のためにいつもわたしが声高に叫んでいるのは

「自分に必要な食材を体内に突っ込め！」

食べない「エア薬膳」では意味がないんです。もちろん料理できればいいですが、忙しくて面倒になって結局「食べられない」なら、「とりあえず突っ込める方法を考えろ！」。そして、そのためには**手段を選ぶな！**　漫然と食べていたら1日の「食エクサプログラム」は、こなせません！

それでも、忙しくてまともに食事をとれないときには、ウカウカしていると寝る前に「きょうは米と肉しか食べてなかった……」と気づいて愕然《がくぜん》とす

る、ゆゆしき事態になりがち。

そんなリスクを解消し、しかるべく体内に突っ込むためにわたしが日々、心していているのが**「入れられるところにはとりあえずなんでも入れとけの法則」。**「なにかを食べる」ときには一気にどうにかしておく！

このためにかなりの頻度でおこなうのが**「汁ものぶち込み作戦」。**汁ものに必要な食材をぶち込む。たとえば味噌汁を飲むなら、包丁いらずのナメコを投入、ナガイモをすりこぎでぶっ叩いてぶち込み、さらに乾燥ワカメをひっつかんでぶち込めば**「ザ・包丁いらずダイエット味噌汁」。**

残業で疲れた……なんていうときはレトルトやカップのスープに、迷うことなくカット野菜を突っ込めばいいんです。

あるいは**「混ぜまくり作戦」。**パック入りもずくを食べるなら、納豆、ラッキョウ、黒ゴマを混ぜて食べる。「混ぜヤセ」に目覚めましょう。

さらには**「のせまくり作戦」。**サバ缶の「意外とでかいスペース」に刻んだタマネギと海苔と白ゴマをのせれば**「器不要ダイエット薬膳」**の完成！

もはや「そのまま食べようと思うな！」。とにかく目の前の料理に、デカ目級のアイメイクばりに**「盛って盛って盛りまくれ！」。**「食材のメガ盛りビューティ」を目指しましょ！

STEP 1

外食でもヤセ食材をとるなら「食材の変装」を見逃すな！

自分に必要な食材をまんべんなく突っ込もうとしても、その食材になぜか「巡り会えない」……。外食続きだから、買ってきて料理もできないし……とあきらめモードのあなた、よおおおおっく探せばありますから！

よく薬膳セミナーの生徒さんにも言われるのが「この食材を食べないといけないのはわかったけれど、どうやって取り入れたらいいかわからない」。

しかし！　運命のひとに、じつはけっこう遭遇しているはず！　気がつかなくては恋は芽生えない！　実現したいと潜在意識に働きかけ、肯定し、意識することで、宇宙が「引き寄せの法則」で食材を引き寄せ、あなたのスリムと幸せと成功を達成することができるのです（**『幸せでお金持ちになれる「ゆる薬膳。」』**P120より）。

ようは**食材「そのまんまの姿」を追い求めるから見つけられないんです。**食材がいつもすっぴんとは限りません。すっぴんで、あなたが外をウロウロしないのと同じ！　意外にみんな「食材の変装した姿」

を忘れていることが多いんです。コレに気づけば、外食がちなひとでもノープロブレム！

たとえば「豆を食べろと言われてもうーん、ランチのお店のメニューになかったし……夜は残業で何時になるかわからない……」というあなた、豆は世間的に「豆の姿」だけで営業してませんから。納豆ならコンビニにもある！居酒屋に枝豆がいる！よくよく見れば駅の売店にだってパック入りの「むき枝豆」はある！豆はいつもあなたを見守っているんです！

あるいは「カツオって言われても……夜はイタリアンの予定だし……そんなのあったっけ？」というあなた、コンビニにあるじゃないですか、ツナ缶が！といってもツナ缶なんて会社のデスクで食べられないよ！と言うなら、**「中身を追跡せよ！」**。ツナサンドもツナパスタもありますから。もしくは最終手段にモバイルカツオ「パックかつおぶし」をごはんにばらまけ！

食材たちは、かたちを変えていつもまわりに存在しますから！あなたが気がついていないだけで、電信柱の陰からあなたをそっと見つめているんです。**「食材に片想いさせるな！」**目ざとくチェックした食材の突っ込みライフで、カーヴィーボディを目指しましょう。

あ、前述の『幸せでお金持ちになれる「ゆる薬膳。」』は近日発売未定（あったら読みたい）。

STEP 1

無意識食いNG。「一食入魂」でサプリ、エステ、コスメ級の効果

1日のなかで食事のタイミングは朝食、昼食、夕食。「ゆる薬膳。」ダイエットをおこなうにあたって、**「たった、1日3回しか体内に食材を突っ込めるチャンスはない」**と思ってください。

ぼんやり、「お腹すいたなー、ごはん♪」と食欲優先でなんとなくメニューを選ぶと、そこで1回の貴重なタイミングを逃すことに。自分に必要な食材をとるせっかくのチャンスに、関係ないものを食べてどうする！ **「ヤセたいなら口にものを突っ込む、その瞬間、我に返るべし！」。**

心してほしいのは**「一食入魂」。**食事はその1回がダイエットサプリで、スリミングコスメで、もみだしエステのようなもの！ これらに多額の投資をするより、食事を見直すほうが早いし、はるかにお得。そのぶん、効果を出したいなら**「無意識に食うな！」。**

たとえば、ランチでファミレスに入ったときに、なんとなく「トンカツ」とか、「ハンバーグ」的に流されないこと！ もし、メニューに自分にとって

必要な「サバの味噌煮定食」や「チキンのキノコソース」があったらそれを選ぶべき。

とにかくまずメニューを選ぶときに1度は「アタマを動かせ！」。「ヤセたいなら流されない女を目指せ！」。よもや**「○○さんと同じメニュー」などという「漂流でぶ」発言は慎むこと。**

そして**一食入魂は、おやつもしかり。**食べるな、というわけではありません。むしろ、おやつも貴重な「体内突っ込みタイム」。そういえば数日間食べきれていない食材があった……というときは、重要なリベンジのチャンス！

小腹がすいたらそれは帳尻合わせの「美活タイム」のチャイムが鳴ったと思うべし。よもやそこで、せんべいとかポテチなど、いらんものを食べてたら唄いますよ。**「どすこいの鐘を鳴らすのはあなた〜♪」**

オフィスタイムの女子はデスクで食べられる「変装食材」やドライフルーツ、ナッツ類で「3時の食べストレッチ」♪　在宅女子はセロリをかじるなり、ワカメをむさぼるなり、すっぴん食材をどうぞ。

ちなみに、体型維持に血巡りアップが欠かせない、わたしのおやつの定番は白くてラブリーなアレです。「ラッキョウ」です。かわいくつまんでます。ミランダ・カーも常備しているらしいです（めっちゃガセ）。

STEP 1

米もおかずのひとつだと思え！「妄想力」で巨大化を防ぐ

いま「糖質ダイエット」が盛んに言われています。とりわけ、ちょっと居心地の悪そうモードなお米ですが、薬膳的には「気」を補うための基本ともいえる食材。だから、避けなければいけない食材ではないんです。

ただし、問題なのはその「量」。「うーん、白めし美味しい♪」と、ワシワシおかずと一緒に食べるうち、肝心の「食べなければならない食材」をとる前にお腹が満たされてしまったら、もったいない！

なので、おかずのお伴と考えるより、**「米もおかずのひとつ」**くらいなイメージでのぞむのがベスト。「君はサラダか煮物かも」という、〝食卓における並列化〟くらいでちょうどいいと思うべし。

よって、いわゆる「丼」や「カレーライス系」における米は、あきらかに「おかず超え」なわけです。このテのメニューへの欲望がわいたときは、たいていわたしの場合、家で**「上だけプレイ」**を展開することが多いです。「丼の上だけ」系「妄想」メニュー。炭水化物愛の強い女子にはおすすめです。

たとえば「牛丼の上だけ」なら「牛肉とタマネギのすき焼き風」。「親子丼の上だけ」なら「鶏ささみ肉の卵とじ」。レトルトカレーにニラ、キノコを入れて温めるとほどよく味も薄まり「カレールーほんのりスープ風」に。丼の座から、「おかずに変化」させるわけ。これなら、ごはんもほどよく食べられます。「違うよ」と言われるかもですが、けっこう人間「上だけ」を食べると気持ちが納得するもの。スターへの「疑似恋愛」みたいなもんです。「入れられるところには入れとけ」の法則で「牛丼の上だけ」には黒きくらげが入ったり、「親子丼の上だけ」にはキノコが入ったりします。

この「上だけプレイ」は、麺類の**「具だけプレイ」**にも応用が利きます。麺類もそれぞれ、うどんやパスタは落ち込み解消によい、ソバはストレス解消によいと、薬膳的効能があります。ただ、1日に何度もでは食べられる食材数が目減りする！　よって**「麺に恋せず、具を愛せ！」**。

「妄想パスタ」ならタマネギとパプリカとマッシュルームとベーコンを炒めてケチャップで味付けした「ナポリタン具だけ」、ツナとキノコをバターで炒めてしょうゆで味付けした「和風ツナパスタ具だけ」。「妄想うどん」なら「ワカメ、油揚げ、山菜、カマボコ、ホウレン草をめんつゆに入れてわさびを溶かす」という「うどんトッピングデラックス」っていうのもあります。

「妄想は巨大化を救う！」イメトレクッキングをどうぞ♪

STEP 1

「コンビニ／居酒屋」はダイエットに最高のステージ！

忙しくてものを食べるヒマもない……。そんなあなたの強い味方がコンビニ。想像以上に多くの食材がそろいます。これを使いこなさないテはない！

わたしもOL時代のランチは、お店に行くよりむしろコンビニ派でした。コンビニなら、夜の予定では取れなさそうな食材や、日々取り切れていない食材がチャージしやすいんです。なおかつ、とっとと食べて、デスクで爆睡。これこそ深夜まで飲んだくれる**「ミス酒飲みユニバースジャパン代表」のスリムの秘密！**

というわけで、「コンビニdeゆる薬膳。」の心得は**「ぼんやりコンビニを徘徊するな！」**。「なんだかお腹すいたなー」と漫然と散歩するのでなく「マイ食材をガサ入れ」する勢いで入店し「目指すホシの居場所を探せ！」。

まずはお惣菜、サラダコーナーから捜査開始。そしてカップ味噌汁やカップスープも多種食材を補えるのでパトロール。そのうえでおにぎり、サンドイッチ、麺類のコーナーで念入りに「中身」「具」の洗い出し作業。

そして意外に見落としがちな2大コーナーを見逃さないこと！　なかなか目指す食材が見つからない……。そんなときは「カウンターに戻れ！」。「おでんケース」で大根、しらたき、昆布巻などが気持ちよさそうに温浴中♪

そして、おつまみコーナーはむしろ、「オフィスで小腹がすいたときに」こそ直行したいスポット。なんといっても「変装食材」の宝庫！

イワシは「小魚アーモンド」、海藻類は「茎ワカメ」や「韓国海苔」、イカにいたっては「あたりめ」「さきイカ」「のしイカ」「ゲソ」「スルメ」と選びたい放題！

ビバ！　世にも美しい「乾きモノダイエット」！

そして忘れてはならないのが「居酒屋」！　夜な夜なわたくし、なんとなく赤ちょうちんに入り浸っているわけではありません。**世界が誇る「いざかYAKUZENダイエット」の実践です。**

メニューが豊富な居酒屋は多種多様な食材の突っ込みどころ満載！　冷奴、冷やしトマト、キュウリもみ、ワカメ酢の物、枝豆ｅｔｃ……。とくに吉田類先生が徘徊するような「壁に短冊メニュー」が豊富な「たんなる大衆酒場」ほど実践がラク！

懐に優しい、おやじ酒場で「おんな居酒屋放浪記ダイエット」。**ただし酔っぱらう前にメニューを選ぶように**（自戒）。

STEP 1

食えなきゃ飲め！「飲み薬膳」でスリムを体内投入

朝から晩まで怒涛《どとう》の仕事大会。ものを食べる余裕がまったくない……！

Q　そのときあなたはどうしますか？

A　①慌てふためく

②途方に暮れる

③あきらめて寝る

④「ゆる薬膳。」全シリーズを買う

【正解】④　ありがと♪

押し売り営業はさておき、貴重な食事のタイミングを逃したときも慌てず「自分に必要な食材を体内に突っ込め」という言葉を思い出しましょう。

「食べろ」とは言ってないですから。

そうです。飲めばいいんです！　**「ザ・飲み薬膳」の実践です！**

賢い「ゆる薬膳ニスト」は、つねに代替案を探るべし。オフィスのデスクを「カフェ」か「ジュースバー」か「お休み処」として開業！　食べられなかった食材は、野菜やフルーツのジュースで補填できます。**「食材の液状化」を見逃すな！**

そしてお茶系。黒豆や、ハトムギなど食材そのものを取り入れづらいものも、お茶なら手軽。昆布も昆布茶ならこまめな摂取可能。また、気の巡りをよくするハーブティー系も役立ちます。そもそもデスクには**「茶の湯ダイエット」**として各種常備しておきたいもの。

小太りの上司に「あなたも『ゆる薬膳。』ダイエット♪」とそっとお茶を手渡せば「気の利くＯＬ」と喜ばれ、ついでに『ゆる薬膳。』も読んでね」なんて言ってくれたら、イケダも喜びます（おい）。

また、ジュースやお茶をさらにパワーアップさせるための「混ぜ薬膳アイテム」も常備すれば完璧！「入れられるところにはとりあえずなんでも入れとけの法則」は、飲み薬膳でも展開可能です。

冷えを解消するシナモンを紅茶にふったり、豆乳に気を補うきなこや、便秘にもよい黒すりゴマをふる。紅茶にクコの実やレーズンを入れるというテクも駆使できます。**アクセなみにガンガン食材の重ねづけを！**

イケダのデスクですか？　そら、飲み薬膳そろってまっせー。**赤ワインとか紹興酒とかしょーちゅーとか。**薬膳バー、16時から開業中（早いよ）。「ゆる薬膳。」シリーズも販売！　来てね！（押し売りページかよ）

STEP 1

女子力アップな「美スイーツ」で甘いものと上手に付き合う

甘いものLOVE♪　気持ちはわかります。でも、「美しくスリムなスイート女子」を目指すなら気をつけたいのが「白砂糖」。じつは白砂糖はカラダを冷やすんです。代謝を下げて、血流を滞らせるのでなるだけ**白砂糖は「悪い男」だと思って近寄らないほうがベター。**

とはいえ、「ＹＹＧ（「ゆる薬膳。」学園）の校則はゆるいです。男女交際禁止とは言いません。**黒砂糖やはちみつとなら交際ＯＫ♪**

黒砂糖はカラダを温め、女子にとって体内美女美容液ともいえる「血」を補う効果があるんです。さらには若返りにもよいという、心強いスイーツ！

そして、はちみつもカラダに潤いを与えて、モイスチャー効果の高い食材。美肌も実現してくれます。飲みものに入れたり、甘みをつけたいときにはこのふたつをおすすめします。イケダ校長も公認の交際をどうぞ。

ここまでは許しますが、スリムになりたいなら、**チョコ！　アイス！　とは、不純異性交遊とみなします。**交際の事実はありません、友達のひとりです、とか言い訳してもダメです。

とはいえ、禁断症状が出てきはじめたときに、おすすめなのが**「ドライフルーツ」！** そうです、「フルーツの変装系」！ 女子にはお役立ちの効能がたくさんの、まさに「甘ーい美サプリ」♪

レーズン、プルーン、マンゴー、パパイヤ、あんず、クランベリー、ドライイチジクなどなどデスクの全三段の引き出しにも、ポーチにも、名刺入れにも、財布にも、ポチ袋にも「ダイエットお守り」として入れておくように。

そして、とくにおすすめの**二大スリム系ドライフルーツはクコの実となつめ！** クコの実は、薬膳ではこれさえ入っていればメニューが「薬膳化」するほどですが、確かにその効能は素晴らしい！ スリム化に貢献するばかりか、美肌、美髪、そのうえアンチエイジングにもよいと、その存在は、まさに美の「赤い守護神」！

なつめは、中国では「大棗《たいそう》」とよばれる生薬。気を補う効果が高く、美肌、疲労回復、アンチエイジング、不眠、うつにもよいと、いいことづくし。中国じゃ1日3個食べると年をとらないとまで言われているくらい。メリハリボディでエイジレスなんて、ありがたすぎ♪

「ダメ男スイーツ」との交際は劣化の原因！ 賢く美スイーツと交際を〜♪

COLUMN

カラダをつくる「肝・心・脾・肺・腎」の働き

中医学では「肝・心・脾・肺・腎」の五臓が、人の生命活動の中心であると考えます。西洋医学の臓器と、ほぼ名称は同じですが、中医学ではその臓器が関係している働きなどを含めて、もっと広い意味でとらえています。それぞれの臓の働きが弱ると、カラダのトラブルの原因に。また五臓は季節とリンクし、カラダの各器官や精神活動とも深い関係があります。

肝《かん》　血を貯蔵し、自律神経や解毒をつかさどる

血液を貯蔵し、血流を調節する作用がある。自律神経をつかさどる臓器でもあり、肝が弱るとイライラして怒りっぽくなったり、情緒不安定になりがち。また解毒をつかさどる臓器でもある。目や筋肉と関係が深く、疲れ目、こむらがえりは肝の弱りが原因。春にバランスを崩しやすい臓器。

心《しん》　血液循環と精神活動に関わり弱ると不眠がちに

血液を循環させる機能とともに、意識や思考、感情などの精神活動もコントロールしている。中医学では、脳の働きは心と関係が深いとされ、心が弱っているときの大きな特徴は不眠。そのほか動悸がしたり、不安感、うつ、物忘れといったトラブルが現われる。夏に弱りやすい臓器。

脾《ひ》 消化をつかさどる。湿気に弱く、むくみの原因に

消化吸収、水分代謝をつかさどり、栄養を全身に送り届ける働きがある。湿気に弱く、高温多湿の地に住む日本人のウイークポイント。弱るとむくみ、疲労、下痢などを引き起こしがち。最近やたら甘いものが食べたい……というときは、脾が弱っている可能性大。梅雨に働きが弱りやすい。

肺《はい》 呼吸器、皮膚と関連。肺の乾燥は肌と大腸の乾燥！

呼吸器、皮膚機能との関連が深く、体内に水分を行き渡らせる働きを持つ。肺が弱ると、気管支や、のど、鼻のトラブル、肌の乾燥の原因に。花粉症などのアレルギー体質はここに問題があるケースが多い。大腸との関連も深く、肺が乾燥すると大腸も乾燥する。秋に機能が低下しやすい。

腎《じん》 衰えると老化が加速！アンチエイジングの要

生殖機能、生命維持活動をつかさどる臓器。成長や発育、老化と関わりが深く、アンチエイジングのキモとなる臓器。腎が弱ると足腰がだるい、頻尿気味、記憶力の衰え、耳が遠くなるなど一気にシニア化現象が増える。不妊症も腎に原因があることが多い。冬に弱りやすい臓器。

ダイエット体験談 ①

３週間で４kg減！　「ゆる鍋薬膳。」でヤセた！

（４１歳女性・事務職）

４０歳を過ぎてからというもの、以前と同じ食生活なのに体重が徐々に増えつつある「老化でぶ」に悩んでいました。そんなとき出会ったのが「ゆる薬膳。」です。

自分の体質を調べてみると、池田先生と同じ「血巡り不良」タイプ。万年肩こりで「脱いだらすごい」着ヤセでぶの自分を変えたいと、さっそく食生活の改善に取り組みました。

ちょうど冬ということもあり、よくつくったのが味噌味の鍋。鍋にすれば、豆類やキノコ類などの基本のヤセ食材が手軽にとれます。おまけにネギやニラ、エビなどの季節のヤセ食材とも相性ピッタリ！　血巡り不良にもいい黒きくらげは、乾燥したまま砕いてそのまま鍋に投入すれば、水で戻す手間も不要！　まさに「ゆる鍋薬膳。」です。

ごはん茶碗の片隅には、カレーじゃなくてもラッキョウをのせ、飲み会のときには刺身のつまや青ジソをせっせと片付け、おやつに黒豆をむさぼる日々を続けた結果、３週間で4kg減！

ダイエット期間中、お酒を飲む機会もありましたが、カラダに、そして季節に合ったものを食べるよう心がければ、カラダは確実にヤセていくのだと実感しました。

もうひとつうれしいおまけが、お通じがよくなったこと！　それまでは数日に１回だったのが、毎朝になり、お肌の調子もよくなった気がします。

食べてきれいになる「ゆる薬膳。」、これからも楽しく続けていきます！

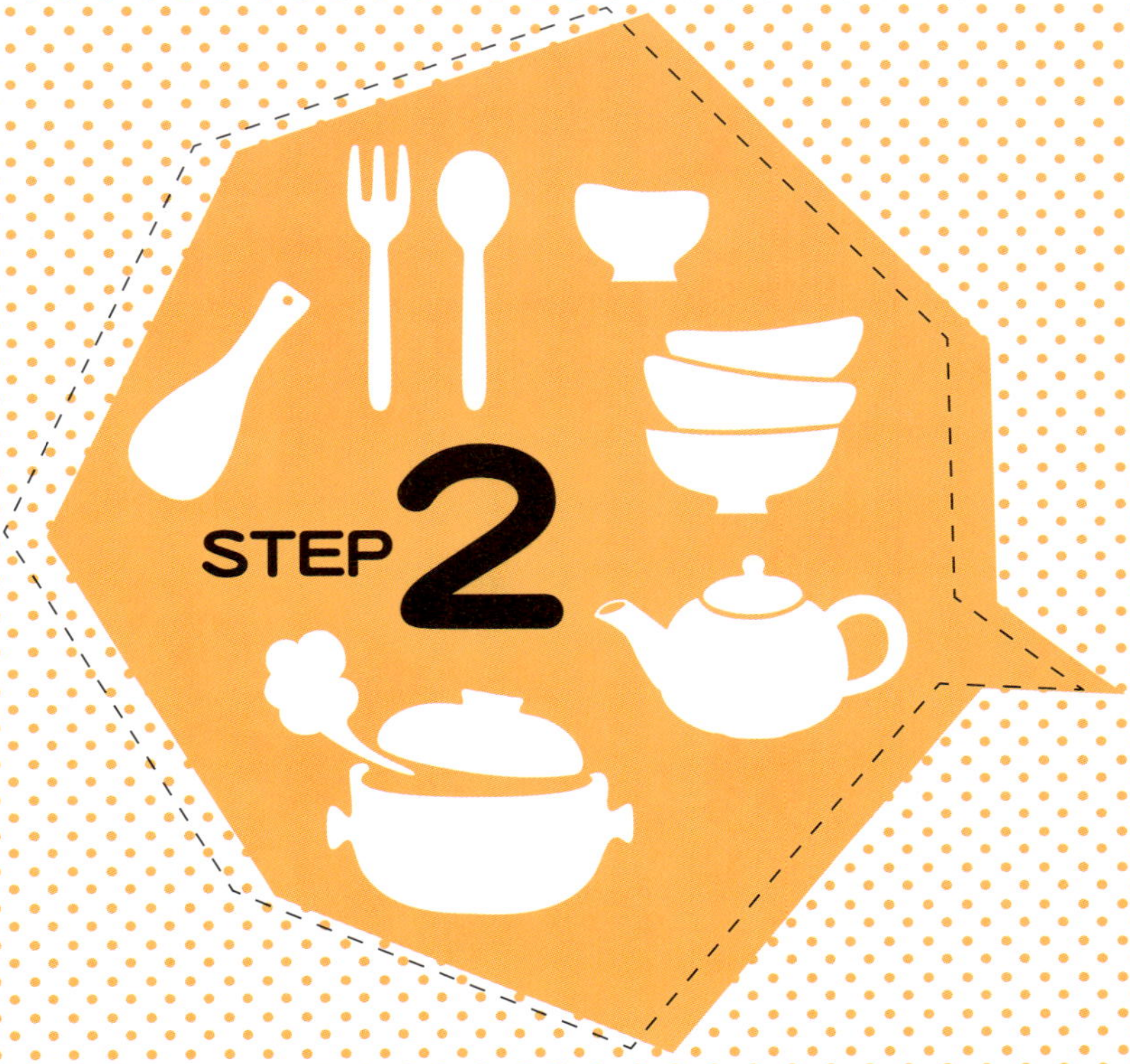

豆、キノコ、ナガイモ、青ジソ、サバ、黒きくらげ、海藻類

7つの基本食材で「ヤセ体質」に！

STEP 2

7食材の「日常食ベテク」で ヤセボディの土台をつくる

「ゆる薬膳。」ダイエットのために、まず食事に取り入れたいのは「気・血・水」のバランスを整え、ヤセやすいカラダの「土台づくり」をするために役立つ7つの基本食材。いわば、**カラダのヤセスイッチをオンにする強力なパワーのある7食材**をコンスタントに取り入れる「日常食ベテク」で、「ヤセ体質」を目指せるのです。

まず、**豆類、キノコ類、ナガイモ**。新陳代謝を高めるために欠かせない「気」を補う効果が高い食材なんです。とくに豆類とキノコ類は毎日でも取り入れてもらいたい食材。

食べられなかったらおしおきに、どれかを選ぶように。

①100メートルダッシュ100本
②イケダの酒の相手
③イケダのカラオケに付き合う

どうしてみんな①にする!!

そして補った気を**青ジソ**で全身に流し、「巡りのいいカラダ」をつくります。

さらに脂肪や、水分がたまりやすくなる原因である血行不良を改善するために**サバ**、**黒きくらげ**を。このふたつで血巡りダッシュをかけましょう。

また、老廃物をしっかりカラダから追い出すことも大切。現代人は、えてして、余計なものをカラダにため込みがち。栄養をとることも大切ですが、「いらないものを出す」ことも中医学では重要視しています。ダイエットにおいても、体内にムダなものをため込んだら代謝が落ちるため、重要なポイントです。これには、**海藻類**がおすすめ。

これらの7つの食材を、メソッドを駆使して、必死に食べる！　理想は**3日に1度も食べていない日がないこと**、です。全部を1日では難しいと思いますが、1日のなかでどうにかしようくらいの気迫でのぞんだほうが、最終的には「コンスタントに体内に突っ込めた」くらいになります。

7つの基本食材を取り入れることを必ずベースにして、季節や体質に合わせた食材を取り入れるようにしましょう。エクササイズと同じで、ちょっと結果が見えたらしめたもの。習慣になれば、そのあとはゆるゆるヤセるだけ！

わたしもこの7つを日々追い求めるハンター生活。山を越え、谷を越え、海を越え、**ありのーーままのー姿を取り戻すのよ～。ありの～ままの～、ありの～ままの～**（こういう話ですか→観てないし）。

STEP 2

マメな女こそ美ボディ！「豆」は天然ダイエットサプリ

ダイエットには「気」の存在がとても重要。豆類は、気を補う代表的な食材。なんといってもその1粒の中に「これから育つ生命力」がつまっている！ぐいぐいそのパワーが全身に勢いをつけて代謝をアップ。100メートルダッシュ5本が豆1個に入っていると思って、**食べる「豆ラン」を！**

そんなありがたい「天然ダイエットサプリ」は、できれば毎日食してもらいたいもの。「マメな女こそ美ボディを制す！」。しかも豆類はアイテム数が多いので、着回しコーデ的に取り入れやすい！

大豆は煮物に遭遇できなければ、納豆やきなこで体内投入。居酒屋に行けば**枝豆**がいないわけはない！　だからイケダは**「居酒屋にエクササイズ」に向かう**わけである。時期が時期なら、**ソラマメ**もいるのである。居酒屋でひたむきに「妄想マラソン」、休憩地点で「ビール」なのである！

グリーンピースは、肉系メニューの付け合わせで登場したら、「お宝発見」の勢いで食べること。手軽に使えるミックスビーンズ缶は、サラダにばらまき、スープにばらまき、「ひとりミックスビーンズ節分」を。ヤセたいなら、とにかく**食卓を「豆ザイル化」せよ！**

「きょうの夕ごはんは鍋だし……豆を入れるにはなんだかちょっと……」というレシピと豆のマッチングにうろたえているあなた、ビジュアルで忘れてませんか？　「**サヤインゲン、キヌサヤ、豆苗、スナップエンドウ**」！　意外にスーパーの野菜コーナーの「豆面積」は広大ですから。

そして、ぜひともこまめに取り入れてほしいのが「**黒豆**」。黒豆は気を補うだけでなく、血を補って巡らせる効能もある「多機能ビーンズ」。さらにはアンチエイジングにもよいという「ビーンズ界の美魔女番長！」。

ただし、よく市販されている甘煮ではなく、ゆでたものをそのまま大豆などと同様に食してもらうのがおすすめ。黒豆の水煮缶やパックも販売されているので、それを使ってもいいんですが、わたしは週に1度、乾燥黒豆をゆでて使っています。……ん？　いま、「え？」って言ったひと。じつはわたし、マメなひとだったんです。うふ。**「実はお嫁さんにしたい薬膳アテンダントNo1」だって知ってました？**（知らねーよ）

確かにイケダの唯一「ゆるくない習慣」になるほど、そのパワーは絶大！

そしてゆで汁がかなり使える、というのもこの習慣の理由。黒豆のゆで汁はまさに「ダイエットエキス」！　1週間に1度の「黒豆美習慣」を～。

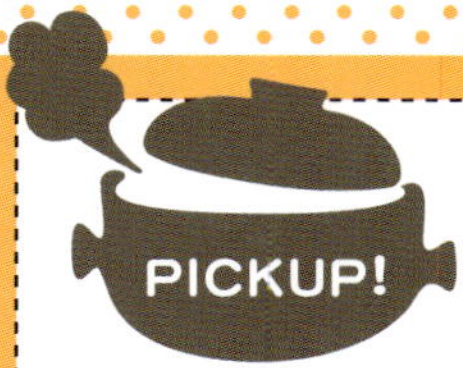

豆類のおすすめ食材

黒豆

気を補うとともに、カラダを温めて血行を促進。なおかつ腎をパワーアップするとして、古来より生薬としても用いられた若返りビーンズ！

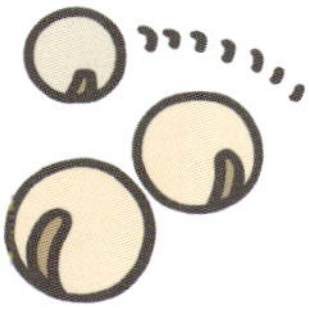

大豆

気を生みだす要となる臓器「脾」の働きをアップ。中国でも「畑の肉」といわれるほどパワーがあり疲労回復にもよいとされている。

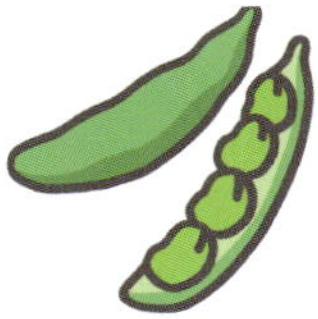

ソラマメ

豆のなかでも水分代謝アップ効果が高く、胃腸の消化吸収能力を高めて利尿を促す。皮の効能が高いのでまるごと食べるのがおすすめ。

お手軽ドリンク

ホットきなこ豆乳

豆乳を温めてきなこを入れて混ぜ、はちみつで味をととのえる。

お手軽レシピ

鶏と豆の炒め煮

フライパンに油を熱し、ショウガのみじん切り少々、鶏ひき肉100g、大豆水煮150gと、ゆでて2㎝長さに切ったサヤインゲン40gを炒め、しょうゆ、みりん、酒各大さじ2をふって混ぜる。大豆、インゲンと豆をダブルで♪

外食＆コンビニ！

冷凍枝豆、ゆでソラマメ、きなこ、ミックスベジタブル、大豆五目煮、豆のサラダ、おから、チリビーンズ、サヤインゲンのおひたしなど。炒り大豆は、毎日が節分だと思って常備せよ！「豆は中！でぶは外！」

黒豆のゆで汁は黒豆エキスのようなもの。捨てるなかれ！　スープに使えば、旨みもアップする美味しい「ヤセスープ」のできあがり！　ゆでた黒豆は、しょうゆと黒酢を混ぜたものに漬け込んだ「黒豆の黒酢しょうゆ漬け」にするのもおすすめ。

STEP 2

徹底的に「キノコ」に萌える！菌活で新陳代謝をアップ

豆と並んで、気を補う効果絶大なのが「キノコ類」。薬膳的に、キノコは激しく優秀な食材。すみやかに気をしっかりチャージし、カラダをエネルギーで満たし、新陳代謝をアップ！　滋養強壮に優れ、免疫力をアップしてくれるパワフルフード。

もともと、キノコは好物でしたが、薬膳をはじめる前とはじめたあとでは、マイ消費量は歴然の差。まさに**「人生におけるキノコレボリューション」。**３６５日キノコを食べない日はありません。

外食時は「キノコあんかけ」「キノコソース」の文字を探す「キノコ萌え活動」、焼き鳥屋で「シイタケ串焼き」を肉よりむさぼる「キノコニスト」っぷりはハンパありません。

その結果、体重が減ったばかりか、キノコの「免疫力アップ」という効能のおかげで、うれしいことに花粉症も改善。いまや、毎日食卓のどこかに存在するよう「指さし確認」は欠かせません。ヤセたいなら、「キノコフェチ」

「キノコ萌え」「キノコの追っかけ」の三原則の徹底を。**シイタケ、シメジ、マイタケ、エノキダケ、エリンギ、マッシュルーム、なめこ**LOVE～！　きょうからレッツ！　「薬膳的スリム菌活！」。

なんといっても、キノコは調理面においてもすごい！「すぐ火が通る」「皮をむかなくても使える」「水洗い不要」「包丁使用頻度が恐ろしく少ない」。イケダのような「おおざっぱデラックス」に最高の食材！

しかもキノコが入って「味が変になるメニュー」はほぼ、ありえない！そこかしこに見境なく投入する「キノコ攻め」が展開可能なんてありがたい。裂けばいいだけのエリンギ、ほぐせばいいだけのマイタケは溺愛モノです。

そして、そのマイタケ。これが、相当すごいんです。キノコのなかでも、最も気を補うパワーが強い「スーパーキノコ」！　全身の臓器に作用してその働きを高め、代謝をアップ。そして肥満を改善する効果がとくに高いんです。**そーれーなーのに「包丁無用！」。**まさに**「神キノコ！」。**

マイタケは旨みが強いので、汁系メニューに、よくぶち込んでます。ちなみに我が家ではビーフストロガノフによく使います。しかもマイタケと肉の割合は、マイタケ９：肉１です。すんごい経済的で、スリム効果バツグン。マイタケの見た目もなんか肉っぽくて見分けがつきません。すてきな奥さん、お試しを～。っていうかそれ、**「マイタケストロガノフ」**だし。

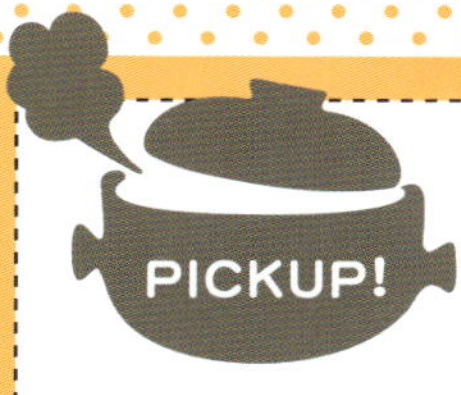

キノコ類のおすすめ食材

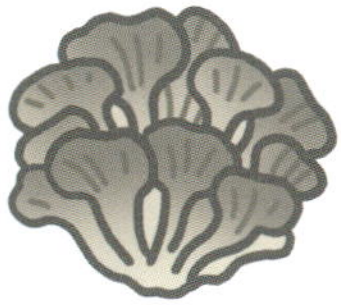

マイタケ

キノコ類のなかでも、とりわけ気をチャージする高い効能があり、疲労回復に優れている。免疫力をアップするパワーも大。

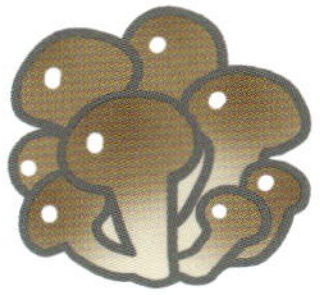

なめこ

気を補うとともに、アンチエイジングにもよいぬるねばフード。腰痛にもおすすめ。包丁100パーセント不要系キノコとして愛用を♪

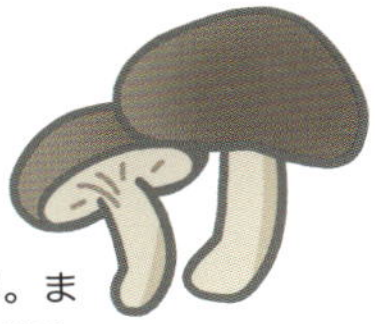

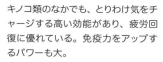

シイタケ

気を補い、滋養強壮によい。また、胃の働きの低下による消化不良にもよい。高血圧、貧血にもおすすめ。デトックス効果も。

お手軽ドリンク

シイタケ茶

干しシイタケの戻し汁を温め、梅干しを入れてつぶしながら飲む。

お手軽レシピ

キノコの和風レンジ蒸し

ほぐしたマイタケ、裂いて食べやすく切ったエリンギ、根元を切ったシメジ各1パックとバター少々を耐熱皿に入れて、しょうゆ大さじ1、白ワイン大さじ2をふり、ラップをかけてレンジで3分加熱し、塩、こしょうで味をととのえ、千切りの青ジソを加えて混ぜる。

外食＆コンビニ！

どんなシチュエーションでもいないわけはないので、キノコソテー、キノコパスタなど「キノコなんとか」を探すこと。焼き鳥屋では肉の前に「シイタケ串焼き」のオーダーを忘れずに！コンビニではカップなめこ味噌汁、ナメタケの存在を見逃すな！

ぜひ見直してほしいのが干しシイタケ。戻し汁も「ヤセエキス」として使い回せます。和のイメージが強いけど、コンソメスープやトマト系スープに加えると旨みがぎゅおんと増してとっても美味しくなります！　すごいぞ「★シイタケ」♪

STEP 2

スリム&エステ効果バツグンの「ナガイモ」を使いこなす

スリムを目指すなら、愛用していただきたいイモが「ナガイモ」。気をチャージする効果は絶大。なにせ中国では「山薬《さんやく》」という名前で、生薬としても使われています。パワーアップにおいて薬膳業界では「テッパン」食材！

そのうえ、アンチエイジング、潤い肌をつくる美肌効果と、スリミングコスメとエステ機能を兼ね備えたような**「美容イモ」。振り回せばエクササイズにも、ツボ押しにも使えます！**（たぶん）

健康面においても、その効能は疲労回復、胃腸虚弱、更年期障害、糖尿病、慢性下痢、精力増強とズラズラ並びます。弱ってるでぶは、まずナガイモを食べて、動けるカラダに！

わたしも、ぶっちゃけ、薬膳をはじめるまで、「ナガイモ」は年に数回しか買ったことがありませんでした。そしてナガイモの料理といえば、世間一般的におなじみの「千切り」「とろろ」くらいしかつくったことがなかったです。

しかし、かねがね著書に書いていますが、ナガイモに不可能はありません。

「ジャガイモレシピはナガイモに置き換え可能!」

レンジで加熱、つぶしてマヨネーズであえればポテサラ風。これを焼けばグラタン風。細切りにしてこんがり炒めれば、フライドポテト風。

肉と煮れば、とろみがついて美味しく、しかも、とっととできる肉じゃが風。カレーの具にもシチューの具にも遜色ナシ。ついでに、すりおろしに卵を混ぜて焼けば関西人に殴られそうな「お好み焼きもどき」も完成!

そもそも生で食べられるわけで、どんなに忙しい女子にも料理ベタでもありがたーい存在。おかげで我が家では年間、絶賛ヘビロテ。使い回してこそ、「鎮座肉」撃退! **ダイエッターは、ビバ! ナガイモンヌ!**

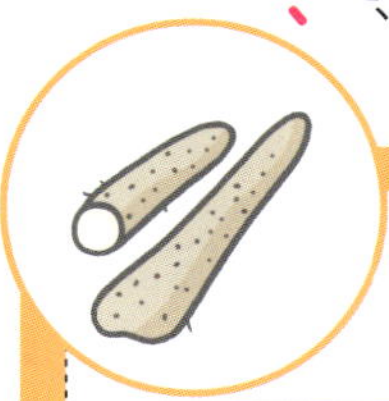

ナガイモ

気を補うための代表的食材として、薬膳で多用される。「山のウナギ」といわれるほど滋養強壮によい食材。気管支トラブルにもおすすめ。

お手軽ドリンク

ナガイモスムージー

適当に切ったナガイモ、牛乳、はちみつを入れてミキサーにかける。

外食&コンビニ!

ランチタイムは、とろろソバやとろろ汁、居酒屋では山かけをチェック!

お手軽レシピ

ナガイモポテサラ風昆布風味

皮をむいて適当に切ったナガイモ10㎝を耐熱皿に入れてラップをかけ、レンジで5分加熱したらスプーンなどでつぶし、マヨネーズ、レモン汁、塩昆布適量を入れて混ぜる。塩昆布→明太子でも美味しい。

ナガイモはスイーツにも使えます♪　レンジで加熱、つぶして、牛乳少々を加え、黒砂糖やはちみつで味付け。シナモンや、ユズなどでほんのり香りをつけると、ダイエット中の「あんこマニア」の気分も落ち着く「和風スイーツ」風に。

STEP 2

ストレス解消の魔法の葉っぱ「青ジソ」でアロマなダイエット

気が十分に足りていても、その巡りが悪いと余分な脂肪や水分を蓄えてしまいます。そこで取り入れたいのが、滞った気をスムーズに流してくれるお助け食材、**青ジソ**。

薬膳をはじめて、存在感がドーンと大きくなったのが、コレです。それまでは、なんとかの「青ジソ風味」と〝風味〟扱い、ヘタすると刺身の彩り……と「あったらあったでいいけど、なくても生きていける」存在。

コーディネートでいえば、スカーフのようなもの。男でいえば、なんとなくキープ系。クリスマスにひとりで過ごすよりマシ、くらいの男子。**それもいませんけど**（誰も聞いてないし）。

しかし、いまでは、すっかり見る目が変わりました。青ジソは、気の巡りを改善してストレスを解消する効果大。「むしゃくしゃ、イライラ、ヤケ食いだ！」となったら、すかさず口の中に突っ込んでおきたいアイテム。まさに**「青ジソはダイエッターのメンタル救済フード！」**。

そのうえ冷えにもよく、花粉症にもおすすめ、風邪、食あたりにも使える「魔法の葉っぱ」！

まずは、なんでもさわやかに香らせる「アロマ系」ダイエットをはじめるべし。なんてったって、懐にも優しい「10枚入り約70円」プライス。アロマキャンドル、アロマオイルの10分の1と**お値打ち価格の「アロマめし」でサイズダウン！**

おおむね、青ジソはどこに散らしても風味に問題なし。洋風でも中華でも間違いないです。あ、忘れたと思ったら、**そのまんま食べてます。**なにか？ よもや、刺身のそばにいる、青ジソを残すなんて言語道断。とくにストレスまみれのひとこそ、**薬味エクサで、いまこそ体型維新を！**

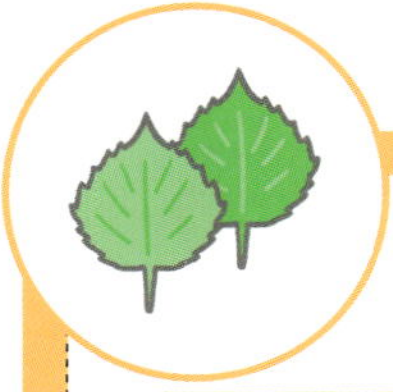

青ジソ

気を巡らせてストレスを解消する。カラダを温める効果も高く、風邪で寒気があるときにもおすすめ。アレルギー症状の改善にも役立つ。

お手軽ドリンク

ハトムギシソ茶

煮出したハトムギ茶に、刻んだ青ジソ適量を入れてしばらく蒸らしてから飲む。疲労回復、むくみにもおすすめ。

お手軽レシピ

シソとり

鶏ささみ肉3本を耐熱皿に入れ、塩、こしょう適量をふり、ショウガの薄切り1枚をのせて酒大さじ２をふり、ラップをかけてレンジで5分加熱。冷めたらほぐしてボウルに入れ、青ジソの細切り10枚、蒸し汁、しょうゆ、ゴマ油、酢各大さじ１を加えてあえる。

常備菜におすすめなのが「シソゴマ味噌」。味噌大さじ3、みりん、酒各大さじ1、白すりゴマ大さじ1を耐熱皿に入れて混ぜ、ラップをふんわりかけてレンジで30秒加熱したら、青ジソの千切り10枚分を加えて混ぜる。豆腐にのせたり、炒め物の味付けに使えます。冷蔵庫で1カ月保存可。

STEP 2

ダイエッター注目フィッシュ「サバ」で血行促進！

ダイエットによい、と一時期ブームになったサバ。薬膳的な観点からも、スリムダウンに推奨フィッシュ！

サバは、血の巡りを促進して、血中の老廃物を洗い流すパワーがあります。また、美白にもおすすめ。ムダ肉を削り、顔面のシミもこそげ落とすという、うれしすぎる魚♪　**ダイエッターこそ、いますぐ「サバ活」を！**

血巡り不良系のわたしが薬膳をはじめてから、最も食べるようになった魚がサバ。その効能を知るやいなや、いそいそと3枚おろしに励んでました。

いっときは、サバ購入に間に合うために、残業を切り上げ22時閉店のスーパーに猛ダッシュでギリギリ駆け込み。まさに、サバイバルな日々！　そしてスーパーが閉まればサバ難民、サバードルの高さに涙していたものでした。

しかし、あるときハタと気がつきました。「コンビニならサバ缶がある！」。

しかもサバ缶なら包丁無用！　サバ缶で〝ゆる〟に拍車がかかったサバ活の結果が、体重減、『缶詰deゆる薬膳。』上梓、「全日本さば連合会」広報担当

「サバジェンヌ」就任。サバシーズンの秋冬は、**薬膳の取材よりサバの取材がくる。**人生何が起きるかわかりません。ぜひあなたも、**サバで体型と人生に革命を！**

サバのお手軽接取に役立つのは、サバ缶だけではありません。シメサバもおろす手間が不要、味付け不要！　和のイメージが強いシメサバですが、そんなことはありません。サラダに組み合わせたり、スパイスをふって焼いて洋風レシピに仕上げてもバッチリ！

毎日サバラエティなメニューが並ぶ美味しくてサバラダイスな食卓で、サバランスのとれたボディに！

だじゃれがうまくなったのは絶対サバのＤＨＡとＥＰＡ効果のせい。

サバ

血行を促進し、老廃物を洗い流す効果が高い。シミ、そばかす、クマにもおすすめ。肩こり、関節痛、婦人科系トラブルにも役立つ。

外食＆コンビニ！

サバ缶、シメサバ、サバ塩焼きなど。サバ味噌煮はコンビニのスタンドパックの常連。

手軽なサバ摂取には「サバ干物」も使える！焼いてほぐして野菜とあえてサラダ系にするのもおすすめ。わたしのお気に入りは、ほぐした干物とパクチーを合わせ、ニンニクすりおろしを加えて混ぜて、フライパンで熱したゴマ油をかけてレモンをギューッとしぼる「サバクチー」♪　また、サバ缶はおおむね「ひき肉」と置き換え可能。ハンバーグ、オムレツ、ミートソース、どれも美味しくつくれます！

お手軽レシピ

シメサバのサラダ青森スペシャル

耐熱皿にひと口大に切ったナガイモを入れ、ラップをかけてレンジで3分加熱し、冷めたらボウルに入れ、薄切りにしたシメサバ1/2尾、イチョウ切りにしたリンゴ1/2個、マヨネーズ大さじ1、マスタード大さじ1/2、しょうゆ少々を入れて混ぜる。シメサバは包丁で細かく叩いて、刻んだゆで卵やハーブを混ぜて「タルタル風」にしたり、こんがり焼いて、炒めた野菜をトッピングしても美味しい♪

STEP 2

「黒きくらげ」ワークアウトで血巡り改善、スリムダウン！

「人生における運命の出会い　黒きくらげ」

おそらく薬膳をはじめていなければ、言葉にすらしなかった「黒きくらげ」。いまは口にすると、穏やかな気持ちとともに深い慈愛に満たされます。みなさんも深呼吸とともにゆっくりと、つぶやいてみましょう。

「く・ろ・き・く・ら・げーーーー」　byユル・ヤクゼナー師。

はい、そこのなんも感じなかったあなた、黒きくらげ人生をはじめましょう！　黒きくらげリスペクトこそ、ダイエット成功のカギ！

なんとなく八宝菜にいた……なんとなく中華の炒め物の中にいた……と脇役扱いの黒きくらげは、薬膳では、とんでもなく重宝される食材。血を補い、なおかつ巡らせる効果が高く、シミ・そばかす、アンチエイジングにもよいと、その絶大なパワーで多用されます。

黒きくらげの効能は、脇役どころか、主役級！　ダイエットの敵・血行不良を「黒きくらげワークアウト」で改善すべし！

黒きくらげって、中華以外の使い方ってあったっけ、というあなた。存在感がないぶん、**どこに突っ込んでも大勢に影響はありません！**

わたしはカレーにもシチューにもパスタにも突っ込んでます。まーったくノープロブレム！　というわけで、わたくし「薬膳黒きくらげケーキ」も監修。スイーツでもイケます！

上質な黒きくらげは、わさびじょうゆをつけて食べるだけでも、とっても美味しいです。黒きくらげグルメ生活で血の巡りがよくなりサイズダウン。黒きくらげの販売まではじめた、黒きくらげニスト・イケダおすすめの宮崎県産「森のきくらげ」は「Shop de ゆる薬膳。」にて販売中。肉厚、プリプリでうまい！　お試しを〜。

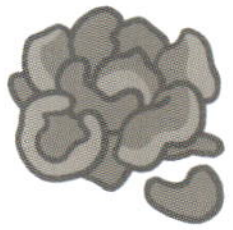

黒きくらげ

血を補うとともに、血液を浄化して巡りをアップする優秀食材。栄養学的にも鉄分はレバーの3倍、カルシウムは牛乳の2倍。エラい！

外食＆コンビニ！

八宝菜、サンラータンなど、チャイニーズに行けばいないわけはない！　またコンビニの「カット野菜」に、けっこう紛れてます！

お手軽レシピ

黒きくらげとピーマンのきんぴら

水で戻し、細切りにした黒きくらげ４ｇ、細切りにしたピーマン4個を、ゴマ油を熱したフライパンに入れて炒め、しょうゆ、酒、みりん各大さじ1、かつおぶし3ｇを入れて全体を混ぜる。お弁当にもぴったり♪

しつこいですが、黒きくらげはどこに突っ込んでも差しさわりがありません。料理に多様を！　ゆでたものをキムチとあえたり、酢味噌であえたものは副菜やつまみにおすすめ。春雨サラダでなくても、ふつうのサラダに使えば食感アップ！　洋風レシピも問題なし。なんといっても「キノコ類」ですからね。また、スイーツとしてゼリーの具に使ったりしても、美味しくってよ♪

「Shop de ゆる薬膳。」www.yuruyakuzen.net

STEP 2

「海藻類」でカラダのゴミをすっきりデトックス！

余分なものをスッキリ出す。これもダイエットでは大切なこと。老廃物がたまって新陳代謝が下がるのを防ぐためには、食べてしっかりデトックス。体内のゴミ出しにいそしむべし！

そんな**毒出しの心強い味方が「海藻類」。**昆布、ワカメ、ヒジキ、もずく、海苔などの海藻類は、余分な水分をカラダから排出させる利尿効果があり、毒素や老廃物を追い出すのに役立つデトックス食材。もちろん、むくみにもおすすめ。そのうえアンチエイジング効果もバツグン！

海藻類のなかでも、とくにデトックス効果が高いのが昆布。まさに**「ダイエッターの黒いリボン！」。**ぐるぐる巻きになれば、くびれ出現！

本書を100冊お買い上げの方には、「巻くだけ昆布ダイエットベルト」をプレゼント！（ほんとだな）

でも、「昆布っていうと……昆布ダシ…？」でいきなり終わったあなた。ここは日本一、昆布を食べている方々に学びましょう。

昆布消費量日本一、しかもその量は全国平均の2倍という富山県。スーパーでは刺身コーナーに「昆布締め」がマスト、カマボコは昆布で巻かれているという「ブラック化現象」が多発する「昆布賢人」富山のみなさん。昆布はダシをとるだけでなく、切り昆布を煮物に入れて食べるなど〝食材として〟ごく当たり前に、積極利用。

そして「昆布変化形」の多用！「塩昆布」はごはんの友だけでなく、野菜と混ぜれば「浅漬け」のできあがり♪

さらに徹底的な「とろろ昆布」の使いこなし！お湯を注いでおすましに、味噌汁にも投入、麺類に入れるばかりか湯豆腐、おでんにもイン！

ちなみに富山の「昆布おにぎり」とは「とろろ昆布を巻いたおにぎり」のこと。海苔のおにぎりの場合は、白い部分を、わざわざ「とろろ昆布で埋める」のだとか!? 究極の「昆布魂」を見習うべし。

そして、とっとと海藻摂取にいそしむなら、食卓にオールウェイズ海苔常備！**海苔は、日本が世界に誇る「デトックスシート！」。**なんでも巻いて、どこにでもばらまけ！

さらにキング・オブ・ゆるの最終兵器は「パック入りもずく」。わたしが絶対欠かさない冷蔵庫の常備品です。パックをあけて一気飲みできる！はっきり言って、**もずくはスムージーだと思ってます**（違うだろ）。

PICKUP!

海藻類のおすすめ食材

昆布

漢方薬の材料にもなる昆布は余分な水分を追い出し、解毒作用がある。血圧降下に役立ち、カラダのしこりをとる作用もあるので筋腫にもよい。

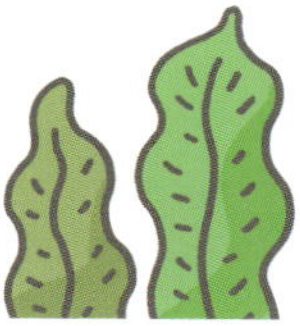

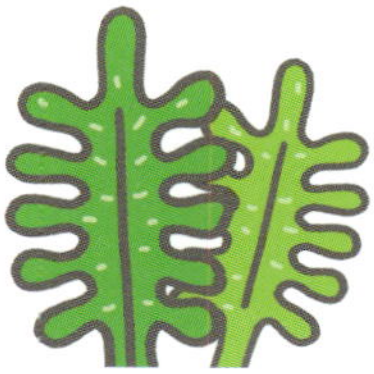

ヒジキ

海藻類の効能に加えて、血を補う効果が高く、貧血の改善にもおすすめ。美髪にも役立ち、抜け毛、白髪など髪のトラブルにもおすすめ。

ワカメ

体内の水分を排出し、むくみにもよい。咳やたんなど、のどのトラブルにもおすすめ。吹き出ものや腫れものの改善にも役立つ。

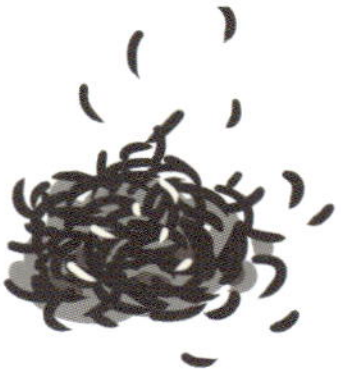

お手軽レシピ

豚肉とワカメの炒めもの

フライパンにオリーブ油適量を熱し、ニンニクのみじん切り少々、豚肉100g、水で戻した乾燥ワカメ5gを炒めてしょうゆ、みりん各大さじ1を加えて全体を混ぜ、ブラックペッパーをふる。海藻は加熱レシピにも、もっと使おう〜。

外食＆コンビニ！

おしゃぶり昆布、酢昆布、昆布茶、塩昆布、おでん昆布巻、カップワカメ味噌汁、ワカメの酢の物、茎ワカメ、ワカメソバ、韓国海苔、海苔のつくだ煮、ヒジキの煮物、もずく酢、海藻サラダ、ところてんなど結構ありますから！

海藻類はカラダを冷やすので、冷え系女子はカラダを温める食材と組み合わせて中和するか加熱して食べるのがおすすめ。てっとり早くどうにかするなら、ショウガやニンニク、ネギ、トウガラシと組み合わせれば大丈夫♪

COLUMN

ゆるすぎる薬膳生活を大公開！

食べるから太らない♪ イケダの食事日記

日々、食べエクサに挑む、イケダの1週間の食事（冬バージョン）を公開！　7つの食材に加えて、わたしは血の巡りが悪いので、そこを補強する食材は欠かさないようにしています。宴会の日の夕食は、たぶんもっと食べてるんじゃないかと思います。記憶があった時点のみ記述（おい）。

月曜日

【朝食】サバの中華風スープ（サバ缶を汁ごと鍋に入れ、タマネギ、黒きくらげ、ニラ、ニンジン、マイタケも投入、しょうゆ＋オイスターソースで調味）。【昼食】打ち合わせランチ。中華料理店でレバニラ。【おやつ】納豆桜エビのせ。【夕食】宴会。枝豆、ヒジキサラダ、カツオの刺身（青ジソあり）。あとは酔っぱらって覚えてない……。

火曜日

【朝食】納豆と黒ゴマを入れた黒酢もずく。二日酔いのため以上。【昼】コンビニ利用。エビシュウマイ、温野菜のサラダ。【夜】黒豆をゆでたので、黒豆カレースープ（黒豆ゆで汁に、鶏肉、トマト、タマネギ、黒きくらげ、キノコ、ナス、パプリカ、ナガイモを入れてカレー粉、塩で味付け）、カキとネギの卵とじ、ニラのおひたし、刻んだ青ジソを混ぜたごはん。

水曜日

【朝食】海苔と黒すりゴマをトッピングしたトースト、たたきナガイモのナメタケあえ。桜エビのスープ（鍋に水、桜エビ、塩昆布を入れて煮る）。【昼食】打ち合わせランチ。キノコのパスタ、ビーンズサラダ。【おやつ】ラッキョウ、黒酢ドリンク。【夕食】宴会。枝豆、シメサバ、肉豆腐、サーモンの刺身（青ジソあり）、マーボーナス、エビのアヒージョなど。

木曜日

【朝食】マッシュルームと青ジソ入りスクランブルエッグ、ワカメとなめこ、黒きくらげ入り味噌汁。【昼食】サバサンド（サバ干物を焼いてほぐし、タマネギ、青ジソとともにオリーブオイル、レモンであえて、トーストにはさむ）。【おやつ】もずく。【夕食】黒鍋（黒豆ゆで汁に黒練りゴマ、味噌を入れ豚肉、タマネギ、ニンジン、シメジ、ニラ、ナガイモを入れる）。冬はとにかくなんでも突っ込んで鍋！

金曜日

【朝食】鶏肉となつめとナガイモのスープ、サバたまごはん（サバ缶とタマネギを断熱皿に入れて、みりん、しょうゆ、酒を入れ、ラップをかけて電子レンジで加熱したものをごはんにのせ、紅しょうがを添える）。【昼食】打ち合わせごはん。ネギとシラスのパスタ。【おやつ】青ジソをのせた納豆。【夕食】昨日の黒鍋にさらに、黒きくらげを突っこむ！

土曜日

【朝食】ピーマンと黒きくらげの炒め物、塩昆布と黒ゴマのおにぎり。【昼食】外食。ワカメソバ。【おやつ】ラッキョウ、レーズン、黒豆の黒酢しょうゆ漬け。【夕食】羊肉とキムチ、ニラの炒め物、サバ味噌ナス（ナス、サバ味噌煮缶、青ジソを炒める）、セロリとナガイモとイカのサラダなど……（晩酌しすぎてあとは不明）。

日曜日

【朝食】サケとキノコのレンジ蒸し（塩ザケの上にキノコ、タマネギをのせて酒をふり、ラップをかけてレンジで加熱）、ごはん。【昼食】血巡り雑カレー（レトルトカレーに、黒きくらげとエリンギとニラを突っ込んで煮る）。【夕食】焼き鳥屋で宴会。枝豆、焼き鳥各種、シイタケ串焼き、ししとう串焼き、アスパラベーコン、エノキ肉巻など（たぶん）。

STEP 3

シーズン別にダイエット法は違う！

季節に合わせた「食べテク」で「一生ヤセっぱなし」

STEP 3

季節ごとのダイエット食材で エンドレス「ヤセ体質」

基本食材を取り入れることがまず、「ゆる薬膳。」ダイエットの第一段階でしたが、さらにスリムを目指す、次の大切なポイントが「季節」。春、梅雨、夏、秋、冬と、ひとのカラダは確実に外界の影響を受けています。**薬膳では四季に合った食べ方はとても大切。**人間は自然の一部。そのときの環境に合わせることで、カラダのバランスが整います。カラダや美容のトラブルを防ぐためには、どんなひとも四季は無視できません。薬膳をはじめてから、いよいよ四季を実感するようになりました。いまは季節の訪れを「カラダ」で感じることのほうが多く、それに合わせた食べ方をすることで、年中、トラブルとは無縁です。

たとえば少し暖かくなって「なんだか肌にボツボツができる……」となったら「そろそろ春だな、食べるものを変えよう」と食材を春仕様にチェンジ。以前は、春はいたって肌トラブルが多かったのに、食事をシーズンコスメ的に切り替えることで改善。

6月に入り「なんだかむくむ……」となったら「そろそろ梅雨だな、アレを食べなくちゃ」と「自主梅雨入り宣言」。食べものをチェンジすることで、長年、この時期に悩まされた「もよプヨボディ」とも無縁に。こんな感じで1年が続きます。あきらかにコンディションも整い、体重もダウン。よって、薬膳をはじめてから、体重は増加していません。

結論。**四季とダイエットは切り離せず！**

季節に合わせた「食べテク」でカラダをチューニング。バランスが整えば、必然的にヤセやすいカラダになる、というわけ。

そして、各季節ごとに、ダイエットに効果的な食べ方があります。たとえば寒さがつのる冬は、カラダが冷えて新陳代謝が下がり、血行も悪くなります。よって、カラダをしっかり温めることが冬のダイエットのポイント。この時期に、夏野菜をガンガン食べていたらカラダが冷えて、まんまと**「雪のように肉も積もる」。**そのうえ体調も悪くなるばかり！

「ダイエット」という観点から見逃せないシーズンは「春」。**春は1年で最も新陳代謝が活発になり、最もヤセやすい季節！**

季節に合わせて賢く食べれば、エンドレス「ヤセ体質！」。STEP1の基本食材に、季節ごとの効果的な食材を「コーディネート食い」することが、「永遠の美ボディ」の決め手！　さらに、必死に食べてヤセましょう！

STEP 3

春はダイエット成功の季節！「ほろ苦フード」でムダ肉撃退

ほんのり暖か、春うららな日々到来。なのに、**残雪厳しい人間雪だるま。**　立派な**越冬でぶ**登場。

冬の間に肥やした全身の根雪肉。脱いでも「着ぶくれ」女子のみなさんへ。「『ゆる薬膳。』春ヤセ道場」へようこそ！　えーっと、雑誌に「恋が叶うカノジョ服指南」という男子の好きなコーデ特集の記事がありました。「ピタッとしたワンピとかカラダのラインが出ているとグッとくる」「ウエストのくびれが出るフィット&フレアなワンピがいいな」。集約すると「胸、ウエスト、ヒップのラインは隠さないコーデ」。男子は「くびれが」好物です♪

「ゆる薬膳。」春のかわいい拷問タイムでした★　……ん？　布団にかぶって涙する女子！　朗報です！

春は1年で最もダイエットに成功しやすい季節♪

春は体内のエネルギーが高まる季節。新陳代謝がアップして、冬の間に蓄積したものをリセットするために、ため込んでいた毒素や余分な脂肪、老廃物を追い出そうとするんです。まさに、ダイエットには最高のタイミング!

この願ってもないチャンスにダイエットの効果をあげるコツは、解毒をつかさどる臓器「肝」の働きをサポートしながら、デトックス効果のある食材を取り入れること。ムリなく自然にムダ肉をそぎ落とすことができるんです。今こそ、着ぶくれた肉を脱ぎ捨てろ!

おすすめは、**「春に旬を迎える苦味のある食材」。**解毒を促し、効率的にスリム化を成功させる「天然のデトックスフード!」。そして、春にしっかり毒素を排出しておくと肌荒れなどのトラブルも防止できるんです。**「春はビターな女でこそ美しい!」**

セリは解毒を促し、老廃物の排出に貢献する、「食べる岩盤浴フード」。**菜の花**は肝の働きを高めて、解毒を促すとともにニキビにもよいので、デトックスコスメとしても愛用可能♪　**ウド**と**フキ**も春スリムを応援する食材。**ワラビ**、**コゴミ**、**フキノトウ**、**タラの芽**、**ぜんまい**などの**山菜類**も「老廃物追い出しオールスターズ」。日本酒好きは、つまみに見逃すな!　**タケノコ**は便秘にもおすすめの解毒食材。

春はエクササイズも効果の出やすい季節。とくに朝おこなうのが効果的です。タケノコを持って上腕二頭筋を意識しながら腕を持ち上げ、下ろすを左右10回繰り返すと効果的です。ダンベルでも可(逆だろ!)。

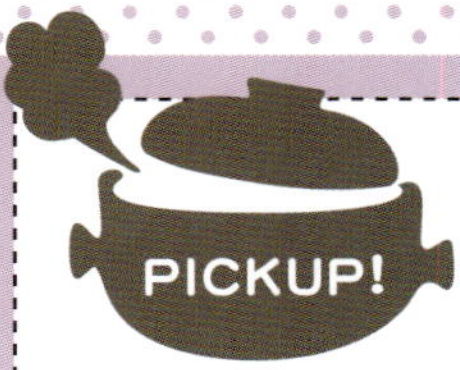

春のおすすめ食材

セリ

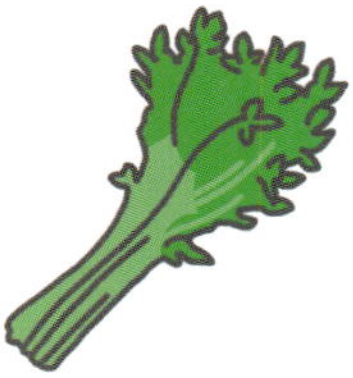

解毒を促すとともに、余分な熱をとり、イライラを鎮めてくれる作用がある。高血圧にもおすすめ。利尿作用もあり、むくみにもよい。

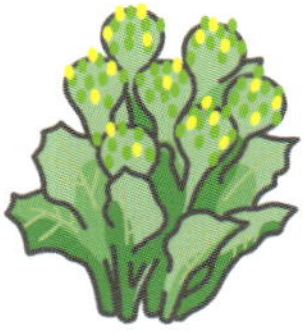

フキ

体内の毒素を排出するとともに胃の調子を整えたり、咳や痰がからむなど、のどのトラブルにも効果的。下記で紹介するレシピのように洋風にしても美味しいですから！

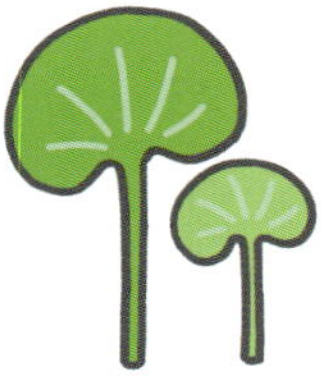

菜の花

肝の機能を高め、めまいやのぼせといった症状にもよい。炎症を鎮める効果も高いので、ニキビや吹き出ものといった肌トラブルにもおすすめ。

お手軽ドリンク

菜の花のスムージー

菜の花の根元を切り落とし、リンゴ、牛乳と一緒にミキサーにかけ、はちみつで味をととのえる。リンゴの甘さで美味しいデトックスドリンク。

お手軽レシピ

フキのカレー風味炒め

フキ150ｇは適当に切って塩をまぶして板ずりし、鍋に湯をわかし3分ゆでて水に取り、皮をむいて3㎝の長さぐらいの斜め切りにする。フライパンにサラダ油を熱し、ニンニクのみじん切り、豚こま切れ肉100ｇ、フキを炒め、しょうゆ、みりん各大さじ1、カレー粉をふる。

外食＆コンビニ！

セリのおひたし、菜の花のからしあえ、フキの煮物、ウドのきんぴら、山菜ソバ、山菜おこわ、ぜんまいの煮物、若竹煮、タケノコの土佐煮、チンジャオロースなど。タラの芽とか、コゴミとかは、春には銘酒居酒屋にある！！

春スリムをさらに効果的にするには、デトックス食材に加えて、解毒をつかさどる臓器「肝」のパワーをアップする食材を組み合わせるのがおすすめ。アサリ、ホタテ、イカ、カキ、ハマグリとのコラボで、ムダ肉をバリバリ削除しましょう～。

STEP 3

梅雨は水太りシーズン！除湿機食材で汁だくボディ解消

夏直前！　今年こそリゾートでイケてる水着でフォーリンラブ！　そうそう、平子理沙先輩は「三角ブラと紐パン」が子どもの頃から定番だそうです。面積小さっ。ライバルのイケダとしては（僭越《せんえつ》すぎ）**「サザエブラと昆布網パン」**で勝負！　**どーよ、渚のシーフードマーメイド！**

が。薬膳をはじめる前は梅雨の到来とともに、一気に「第2の武田久美子」（サザエじゃないし……）の野望も潰《つい》えておりました。なんでかといえば、梅雨になると、**顔はまるっ、腹はポニョ！**

じつは、**梅雨は「水太り危険シーズン」。**湿気がカラダに入り込んで余計な水分がたまりやすくなるんです。そして、水分代謝をつかさどる臓器である「脾」は、湿気に弱く、働きが低下するとてきめんにむくみます。

わたしも、このパターンで「汁だくボディ」化。まんまと久美子師匠に、なり損ねてたのである（である、じゃねーよ）。

よって、この時期の対策は脾をパワーアップする食材を取り入れるとともに、カラダから余分な湿気を追い出す「除湿機食材」を導入すること。

脾の強化におすすめなのは、基本食材「**豆**」。とくに水分排泄によい**枝豆**、**ソラマメ**を重点食材に。**小豆**も効果大。

トウモロコシも脾を強め、脱水にも役立つ「除湿ベジタブル」。コーン缶は、**「幸せの黄色い水ヌキサプリ」**だと思って、ばらまきプレイを！

そして水太りに絶大な効能があるのが、**冬瓜**。皮も種も利尿のための生薬です。薬膳をはじめるまで、「緑のラグビーボールみたいなやつ」くらいにしか思ってませんでしたが、いまや、この時期はすっかり、冬瓜を抱えて猛ダッシュ。気分は「花園」あるいは『スクール☆ウォーズ』です。

また、ボーナス前で財布がさみしすぎる、あなたの食費も救うのは、**緑豆モヤシ**！　水分代謝をアップする**「コスパ最高の梅雨どきスリムの星！」。**　ビバ！　40円スリム！

タイ、**スズキ**などの**白身魚**、**アスパラガス**も脾の働きをアップし水はけのよいカラダづくりに役立ちます。梅雨どきは「白身魚の上にモヤシのせて冬瓜すりおろしてアスパラのせてレンジでチンしてコーン缶ばらまいたもの」を。あ、これクックパッドでいちばん長いメニュー名ね。（うざっ）

また、この時期の水分の過剰摂取、とくに冷たい飲みものの大量摂取はご法度！**「水もしたたるレイニーでぶ」化**するので慎むように。

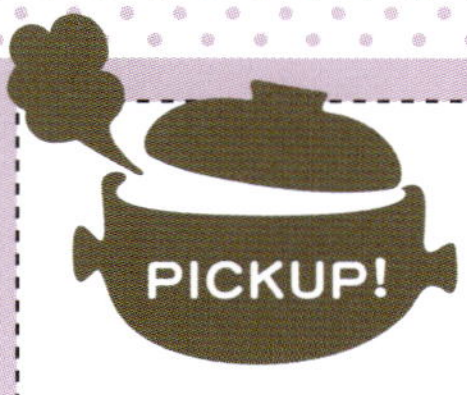

梅雨のおすすめ食材

冬瓜

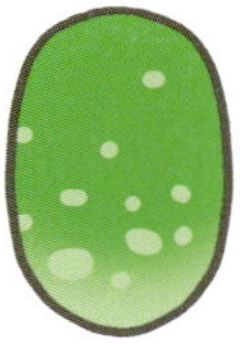

利尿効果がバツグン。なのに、カラダに不足している水分は補う効果もあるという2WAY食材。膀胱炎、糖尿病、二日酔いにもおすすめ。

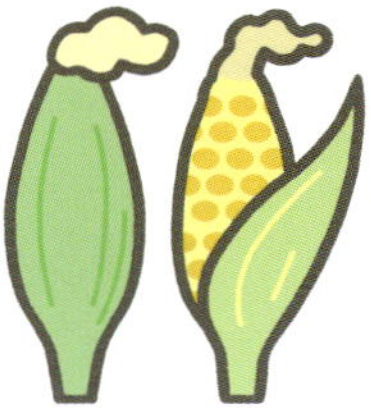

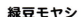

トウモロコシ

水分代謝をアップするトウモロコシのヒゲの部分は南蛮毛（なんばんげ）とよばれる利尿の生薬。干して煎じてお茶にしてもよい。血圧降下、血糖値低下作用もある。

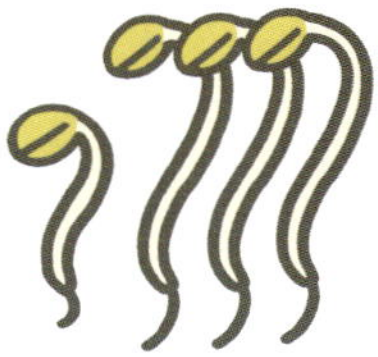

緑豆モヤシ

原料の緑豆はカラダの熱をとり余分な水分を出す効能がある。解毒効果もあり、吹き出もの、口内炎、膀胱炎にもおすすめ。緑豆春雨も同じ効能。

お手軽ドリンク

ハトムギ小豆茶

鍋にハトムギ茶、小豆を入れ、小豆がやわらかくなるまで煮て、黒砂糖を入れる。小豆は利尿効果大。ただし、あんこではダメです。

お手軽レシピ

バタポンコーンモヤシ

フライパンにバター5ｇを熱し、ニンニクみじん切り少々、細切りにしたベーコン、緑豆モヤシ1/2袋、コーン缶100ｇを缶汁を切って入れて炒め、ポン酢適量をふる。

外食＆コンビニ！

モヤシナムル、モヤシ炒め、バターコーン、コーンサラダ、冬瓜の煮物、アスパラベーコン、タイのあら煮など。トウモロコシは、付け合わせを見逃すな！　ミックスベジタブルには豆もいる！　モヤシは中華に行けば、どこぞに必ずある！

冬瓜を煮るときには、適当に切った皮と種も、だしパックに入れて一緒に煮ると水ヌキ効果がアップ。トウモロコシのヒゲも、ぜひ使いこなして。実と一緒に煮てスープにしたり、お米と実、ヒゲを炊き込んだ「トウモロコシごはん」にするのもおすすめ。

STEP 3

クールダウンな食べテクで あるまじき「夏でぶ」を防止

アスファルトに焼け付く日差し。暑さでヘロヘロなのに……ヤセない。恐ろしい矛盾。あるまじき**夏メタボ。**文字ヅラからして暑苦しいいい!

夏は、汗をかくことによって「気」も一緒に排出されてしまいます。夏バテもこれが原因。バテたらヤセそうなものを、と涙目のあなた。思い出すよーに。気が不足すると「基礎代謝が下がる」んです。

バテるわ、太るわ。**夏バデブ、びびでぃばびでぃぶー。シンデレラは、カボチャになりましたとさ。**夏の怪談ですね。

さらに暑いからといって、ガンガン冷たいものを飲んだり食べたりすると、消化をつかさどる臓器・脾や胃に負担がかかることで代謝が落ち、冷えて血流が悪くなるため、さらに代謝がダウンするという悪循環に。

よって、激しい「氷攻め食い」ではなく、「食材そのものが持つ力でクールダウン」することが夏ダイエットのコツ。

中医学ではすべての食べものは、カラダを温める「温熱性」、冷やす「寒涼性」、中間にある「平性」に分けられるとしています。**夏は寒涼性の食材が、見苦しい「灼熱でぶ」のお助けアイテム。**日本の暑い夏を「食べる冷房食材」でスリムにのりきれ!!

おすすめは、**ゴーヤ**。カラダの余分な熱をとるとともに、夏バテも解消。「天然の冷房&栄養ドリンク」がクールビューティな夏スリムを応援♪**スイカ**もほてったカラダを涼ませるうえに、むくみも解消する、夏の体型維持に心強いフルーツ。夏休みの子どもから奪い取れ!!

そして、**ミョウガ**も要チェック! 涼み系食材であるとともに血行促進、デトックス効果も高いんです。暑さから動きが緩慢になることでよどみがちな血流をアップし、老廃物を追い出します。さらには美白にもよいと、夏美容機能てんこもり。まさに**「夏の美容サマージャンボ食材!」。たっぷりのミョウガの上にそうめんをのせてください。**

そのほか**トマト**、**キュウリ**、**レタス**などの**夏野菜**、**南国系フルーツ**もおすすめです。ただしギンギンに冷やして使わないこと。そもそも食材に冷やす効能があるわけで、カラダにほどよいレベルで取り入れて。

また、カラダに熱をこもらせる牛肉、エビ、ネギ、ショウガや刺激物の過剰摂取は慎んで。**史上最強に近寄りたくない「ヒートアイランドでぶ」行為は控えましょう。**

PICKUP!

夏のおすすめ食材

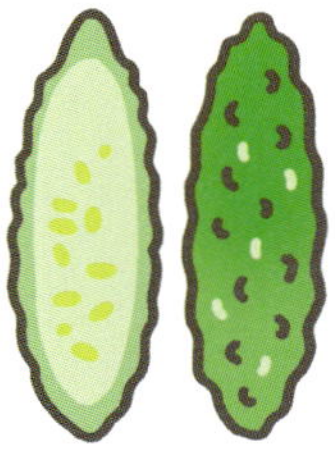

ゴーヤ

カラダの熱をクールダウンし、暑気あたりにもよい夏バテ解消食材。目の充血、赤く腫れたニキビ、口内炎や心臓病、糖尿病にもよい。

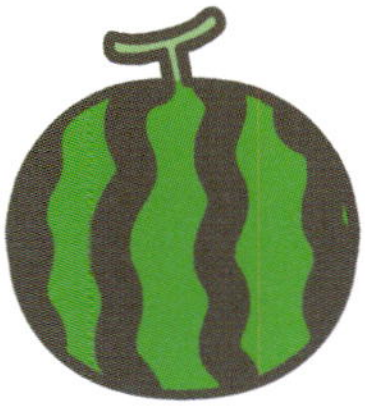

ミョウガ

熱を冷ましながら血行促進し、シミ、そばかす、クマにもよい食材。解毒効果もあるので、口内炎や吹き出ものにもおすすめ。

スイカ

体内にこもった余分な熱を下げるとともに、むくみにもよい。とくに、むくみには白い皮の部分がおすすめ。塩もみしてサラダに使うとよい。

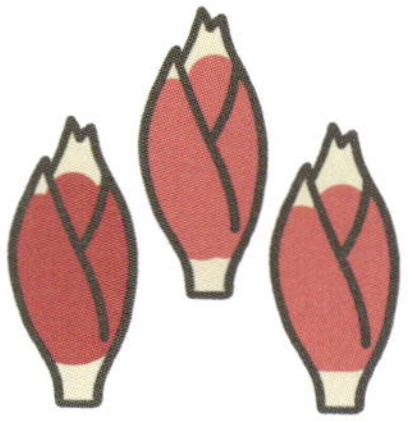

お手軽ドリンク

フルーツ梅酒ソーダ

キウイ、パパイヤ、マンゴーを適当な大きさにカットしてグラスに入れ梅酒、炭酸水を入れる。夏バテによい梅入りの「夏元気スリムソーダ」。

お手軽レシピ

タコと夏野菜のあえもの

ひと口大に切ったタコ100g、乱切りにしたキュウリ1本、縦半分に切って斜め薄切りにしたミョウガ1個を、しょうゆ、ゴマ油、酢各大さじ1を混ぜてあえる。

外食＆コンビニ！

ゴーヤチャンプルー、たたきキュウリ、キュウリの酢の物、冷や汁、グリーンサラダ、シーザーサラダなど。夏こそ沖縄料理フェア、夏こそ宮崎料理フェア！　フルーツ類は、ジューススタンドでチャージ！

夏は、「心」に負担がかかり、不眠がちなシーズン。よい眠りは新陳代謝をアップしてダイエットに成功するための大切なポイント。羊の数を数える事態に陥ったら、心を補う卵、ブドウ、ココナッツ、牛乳、はちみつがおすすめです。

STEP 3

秋ダイエットの大敵・便秘を「潤いの白食材」でスッキリ

秋風が吹きはじめて心地よい季節。食欲の秋到来！　「ゆる薬膳。」ダイエッターなら、賢くヤセ食材をむさぼって乗り越えれば、問題ナシ♪　しかし、この時期、心しておきたいことがあります。ピーー！　なんか警報なってますね。**秋は1年で最もダイエットの敵・便秘悪化シーズン！　ベンピーーーーーーーーーー！**

……早く飲みに行きたいので、ちょっと原稿うめてみました（おい）。

空気が乾燥する秋は、呼吸器をつかさどる臓器・肺も乾燥する季節。よって、のどの痛みや咳など気管支トラブルを引き起こしやすくなります。

しかしことはそれだけではありません。じつは肺は、経絡上、大腸との関係が深いんです。よって、肺が乾燥すると大腸も乾燥。「大腸のスーパドライ化」で便秘がちに。**秋の便秘に注目すべきは「肺内環境！」。**

もともと便秘がちな女子は「トイレバトル延長戦」、ふだんは、さほどでもない女子も要注意。ベンピーーー（担当者に怒られるのでもうやめます）。

ついでに、肺は皮膚との関係も深い臓器。ということで、肺が乾燥すると顔面も乾燥。ちなみに1年で最もシワができやすい季節です。**顔面はシワ深掘り、腹はぷっくりの「しわくちゃでぶーん」**登場。妖怪ウォッチファンの子どもも泣いて逃げますよ。

そんな秋の「干上がり大腸」を潤わせるには、すべからく、肺を潤わせることが大切。**おすすめなのが「白食材!」。**肺に潤いを保ち、しっとり保つことで秋の便秘トラブルを改善、スッキリボディを目指せます。

レンコンは肺の働きを高め、潤いを与えて便通をよくする「秋のお助けモイスチャー食材」。**白菜**も乾燥砂漠の肺、腸を水田に変えるのにお役立ち。

そして「混ぜまくり薬膳」でおおいに使えるのが、**白ゴマ**。便秘に大変効果が高く、肺だけでなく、全身を潤わせる「保湿の女神」のような存在。携帯ミストとして秋は必携し、バンバンふって「保湿めし」にチェンジを!

そのほか、**ナガイモ**、**大根**、**ホタテ**、**豆腐**、**豆乳**、**牛乳**、**梨**、**白きくらげ**もおすすめ。**秋は「潤いの白盛り」で「砂漠でぶ」解消!** いまNYで大ブレイク中の**「梨とホタテと牛乳と白ゴマのスムージー」を!**(未確認情報)。

また、刺激の強いスパイス類は肺を乾燥→大腸を乾燥させるので控えめに!秋以外の便秘対策はSTEP6をチェックしてくださいね。

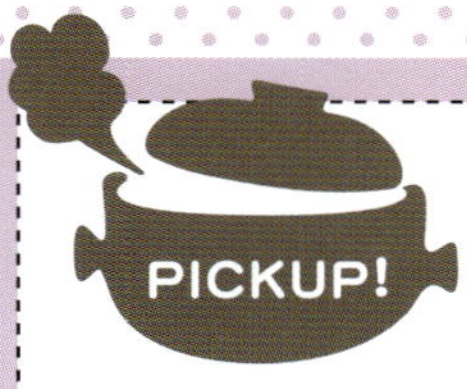

秋のおすすめ食材

白ゴマ

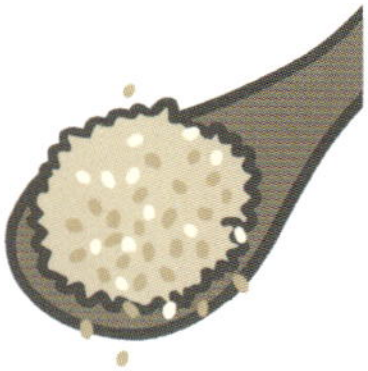

カラダに水分を与える働きが強いのは、ゴマのなかでも、白ゴマ。乾燥を予防し便秘に効能がある。気管支トラブルにもよい。更年期の症状にもおすすめ。

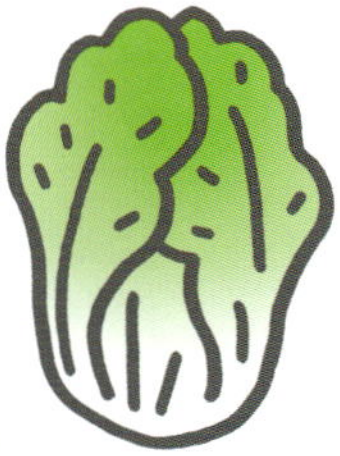

白菜

カラダに不足した潤いを補う。余分な熱を鎮めて、のどの渇きを癒す効果があるため、高熱をともなう風邪や、その回復期におすすめ。二日酔いにもよい。

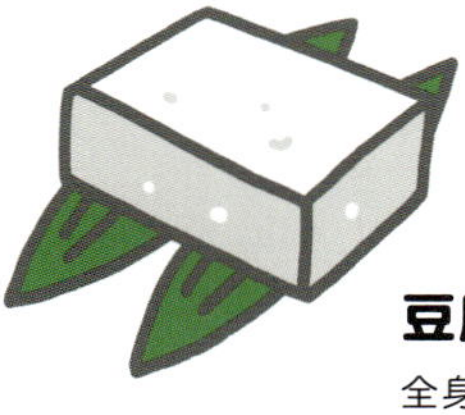

豆腐

全身に潤いをたっぷり与えて、乾燥状態を改善してくれるモイスチャー食材。体内の余分な熱を取り、デトックスにもお役立ち。

お手軽ドリンク

梨豆乳ドリンク

カットした梨、豆乳をミキサーにかけ、はちみつを入れる。牛乳に替えてももちろんOK。

お手軽レシピ

白菜とホタテの煮物

ザク切りにした白菜1/8個とホタテ缶を汁ごと鍋に入れ、水2カップ、しょうゆ、みりん、酒各大さじ1、ショウガ少々を入れ15分煮る。

外食&コンビニ!

レンコンのきんぴら、筑前煮、棒々鶏、ゴマだれうどん、冷ややっこ、豆腐サラダ、肉豆腐、おでん焼き豆腐、豆乳鍋、白菜煮物など。

秋の「しわくちゃでぶーん」におすすめなのが白きくらげ。中国では「銀耳（ぎんじ）」とよばれ、不老長寿の食材とされています。全身に潤いを与え、秋の便秘だけでなく乾燥肌、シワにも絶大な効果があります。水で戻してゆでたものをサラダやデザートとしてどうぞ。「Shop de ゆる薬膳。」では国産白きくらげを販売中。

STEP 3

真冬のスリムは「温活食い」こそ究極のエクササイズ

寒い、ブルブル……。冬の寒さは、ダイエッターのカラダを襲います。

氷のようなでぶ。

……札幌の雪まつりにも飾ってほしくない芸術品のできそこないですね。

「冷えは万病のもと」とも言いますが、健康、美容、そしてダイエットの強敵！　新陳代謝が悪くなり、血行も悪くなることで、肉を肥やす原因に。冬ヤセは温めてなんぼ！　「温活食い」こそ、冬のエクササイズ！

もともと冷えるタイプは「カラダはスリム、体内は『着ぐるみ』を目指して燃え上がれ！　体内暖房化を図ってこそ、新たな年はスーパーボディ！

「メタボの光〜腹の肉〜あけてぞ　今朝は離れゆく♪」。ゆくでぶ来るヤセ。スリムの鐘を109回たたき鳴らせ！（1回は、「ゆる薬膳。」繁盛祈願）

てなことで、年賀状の写真の輪郭を「さりげなくフォトショップで削ってしまった」あなた、反省して燃えましょう！

冬ヤセの成功は「温熱性」の食材を選んで食べること。キング・オブ・暖房食材といえば、**ショウガ**。なにせ「生姜《しょうきょう》」とよばれ立派な冷え解消の生薬！　血行をよくして、新陳代謝をアップ。カラダの芯から発汗を促して寒さを追い払います。携帯カイロとして、すりおろしをホイルにくるんで持ち歩き、料理に混ぜる「温熱マジック」を展開！　ショウガで、熱感という負荷をかける**「加熱トレーニング」を！**

ネギも寒さを吹き飛ばします。ネギ入りメニューは「エアコンメニュー」！**ニラ**も別名を「起陽草《きょうそう》」というほど、絶大な温め効果のある食材。そのうえ、血行促進効果もバツグン。ニラは**「冬の燃焼系ダイエット」にピッタリ。**味噌汁でもカレーでもバサバサ突っ込め！

魚介系では、**エビ**。なにせ、魚介類の中で最もカラダを温める**「シーフード界のホット番長」。**殻をむく、背ワタをとるといった面倒なハードルは、桜エビで解消！　ごはん、味噌汁、麺類、パンにも見境なく、「ゆる薬膳。」お家芸の「ばらまきプレイ」で、「エビピンクなホットめし」に！

また、冷え解消のお手軽テクとして使えるのが**スパイス類**。その効能は「助火補陽《じょかほよう》」というほど温め効果の高い**シナモン**、お腹を温めるパワーの強い**山椒**や**こしょう**、**八角**、**フェンネル**、**クローブ**など「ふるだけ」「混ぜるだけ」薬膳が実践可能！　焼酎お湯割りに入れてもイケるよ～。

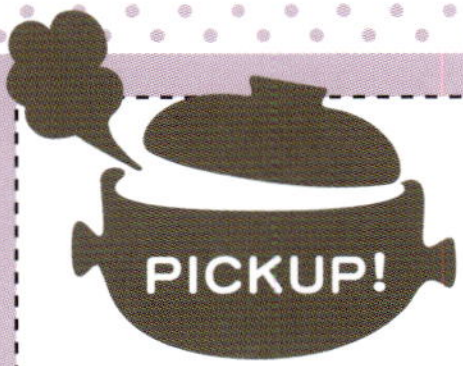

冬のおすすめ食材

ショウガ

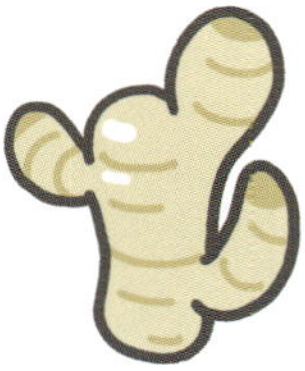

強い発汗作用で寒さを追い払い、血行を促進し新陳代謝をアップ。寒気がする風邪にもおすすめ。冷えによる胃の痛みや、下痢にもよい。

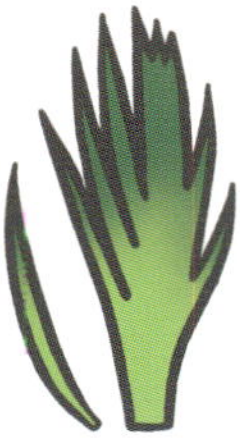

エビ

魚介類のなかで最もカラダを温める効果絶大。滋養強壮効果も高く、冬の疲労回復におすすめ。また、アンチエイジングにもよい。

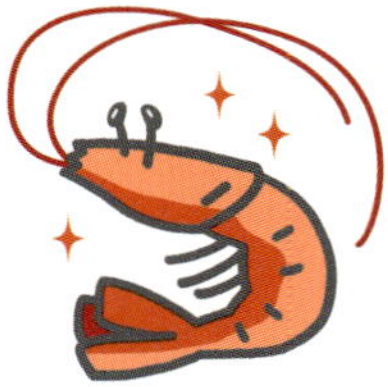

ニラ

カラダを温めるパワーとともに血行促進効果も高い食材。とくに足腰の冷えにおすすめ。腰痛にもおすすめ。アンチエイジングにも役立つ。

お手軽ドリンク

シナモン紹興酒

鍋に紹興酒を入れ、ショウガ１かけ、シナモンスティックを入れて温め、黒砂糖を入れる。紹興酒も、黒砂糖もカラダを温める効果大。

お手軽レシピ

桜エビとニラのスープ

鍋に桜エビ大さじ2、ショウガのすりおろし適量、水3カップ、酒大さじ1、鶏がらスープの素、しょうゆ・オイスターソース各小さじ1を入れて5分煮たら、長さ4㎝に切ったニラを入れて、塩、こしょうで味をととのえる。

外食＆コンビニ！

エビシュウマイ、エビチリ、エビマヨ、ニラレバ、ニラギョウザ、ニラ玉、ネギのカップ味噌汁、焼き鳥屋のネギ串、ショウガはコンビニでカップスープ系が、よりどりみどり。万が一、消えていた日には紅ショウガをバリバリ。

冬ダイエットにおすすめなのが羊肉。肉のなかで最もカラダを温める「激熱ミート！」。ジンギスカンのお店に行くだけでなく、最近はスーパーにもあるので使ってみて。カレー粉などスパイスを利かせたり、キムチやニラと炒めるとクセがなくなって美味しい♪

自分に合った食材でムダ肉狙い撃ち

「体質別食べテク」で
ますますヤセる！

STEP 4

「体質別食べテク」で一気にスリム化が加速！

基本食材、季節の食べテクをふまえたうえで、おさえておきたいのが「体質別食べテク」。これまで紹介してきたことは、万人にあてはまること。これに加えて、自分の体質を知り、それに合わせた対策を取り入れる、ここからはいわば、オーダーメイドの「食べテク」です。

体質に合った食事の仕方をすることで、よりカラダのバランスが整い、代謝が上がれば、老廃物をスムーズに追い出すことが可能。なおかつ、引き締まったボディがつくれるとともに、体調も整うので健康で美しくなれます。だから「スリムになって肩こりや、花粉症や疲れ目や不眠が治った」「カラダがシャープになってシミ、シワが消えた」といったサプライズも！ **「ゆる薬膳。」ダイエットなら、スリム＋おまけつき！**

「奥さん！ な、なななななんと！ **いまならランニングマシーンに美白美容液、保湿美容液に、そーしーてマッサージチェアに、目薬に、羽毛布団がついてまっせ」**なんて大判振る舞い、「ジャパネットイケダ」くらいやわ。

そのために、まずは自分の体質をチェックしましょう。


「己を知ってこそ一気にスリム！」


イケダも日々、己を知って対策を図っています。「酒を飲んだら30分で、すべてがどーでもよくなり、2軒ハシゴしたら忘れ物と電車寝過ごしの危機、3軒ハシゴしたら、化粧したまま玄関で寝る危機」。

どーしよーもない己のためには、入店したら、30分以内に薬膳的おつまみ選びをオール完了、大切な話もオール完了、荷物は膝の上、携帯は宴会中には触らない（出ないときは宴会だと思ってください）、玄関先にメイク落としシートをスタンバイ。

おかげさまで体重は維持できているものの、ディスプレイが心電図化した携帯を握りしめて玄関前で目が覚め、**さきイカが入った紙袋ひとつしか持っていなかった**ときは死にたくなりました。

そんな己を知る以前のわたしはおいといて、自分の体質がわかったらそれに合わせた対策を。体質にハマっていない食べ方を続けていると、いつまでも「でぶスパイラル」から脱出できません！

基本食材、季節に合った食材に加えて、体質に合った食材も組み合わせて

「脂ノリ日本一のミス霜降り」の座を返上しましょう！

体質診断

「ゆる薬膳。」ダイエットで考えた場合、大きく分けると「熱でぶ」「気巡り不良でぶ」「血巡り不良でぶ」「気不足でぶ」の4つのタイプに分かれます。さっそく自分のでぶ原因を突き止めるべくチェックしましょう！

熱でぶタイプ

- □食欲旺盛、早食い、大食い
- □脂っこいもの、辛いものが好き
- □食べると汗をかいたり、顔が赤くなる
- □のぼせやすく、暑がり
- □赤く炎症を起こしたニキビトラブルがある
- □冷たい飲みものが好き
- □まわりから元気な人と言われる
- □寝汗をかく

気巡り不良でぶタイプ

- □体重の増減が激しい
- □生理の前にイライラしたり、やたらお腹がすく、むくむ、胸が張る
- □拒食、過食に陥りやすい
- □げっぷ、ガスが多い
- □ストレスがたまるとドカ食いする
- □気分にムラがあり、情緒不安定気味、イライラしやすい、怒りっぽい
- □ストレスが多い
- □舌の両側が赤い

血巡り不良でぶタイプ

□そばかす、シミが多い
□クマができやすい
□生理のときに経血にレバー状の塊がある
□打ち身、アザができやすい
□肩こり、頭痛持ち
□唇や舌が紫がかった暗い色、あるいは舌の裏に静脈がはっきり出ている
□見た目より体重がある
□筋腫など婦人科系トラブルがある

気不足でぶタイプ

□下半身太り
□それほど食べていないのに太る
□疲れやすく体力がない
□むくみやすい
□風邪をひきやすい
□冷え症
□胃が弱い
□舌のふちに歯の跡がつきボコボコしている

診断結果

もっとも多くチェック項目がついたのが、あなたの「でぶ体質」。チェック項目が同数だったものがある場合は、どちらも意識した対策をとること。

【熱でぶタイプ】
食べすぎや不摂生な食事でカラダが熱を持ち、太るタイプ。
対策は87ページ

【気巡り不良でぶタイプ】
ストレスで気の巡りが悪くなっていることで太るタイプ。
対策は90ページ

【血巡り不良でぶタイプ】
血の巡りが悪いことで、カラダに老廃物をため込んで太るタイプ。
対策は93ページ

【気不足でぶタイプ】
気が不足して、代謝が落ちてしまうことで太るタイプ。
対策は96ページ

STEP 4

【熱でぶ】

「クールダウン食材」で燃えるでぶ脱却！

揚げ物や肉が大好き、甘いもの、辛いものLOVE、飲みすぎ・食べすぎ、野菜はあんまり好きじゃない！　その結果、取り込んだ栄養分をうまく利用できないままカラダにため込み、脂肪や水分を蓄えて太るのがこのタイプ。

なおかつ、ため込んだ過剰な老廃物が体内で熱を放つ「熱でぶ」。**燃える「ファイヤーでぶ」**です。よって、暑がり、のぼせやすいといった特徴も見られます。

さらには、胃も熱を持つことでお腹がすきやすくなり、必要以上に食べられるうえに、食欲が止まらないという**「恐怖の底なし胃袋」**に！

みんなが食べ終わっても、いつまでもダラダラ食べている……。そんな、日々、町のあちこちで「メタボの華」を咲かせているあなたは、**とにかくカラダの熱を冷まして、余分な水分や脂肪を追い出すべし！**

おすすめは**トマト**。カラダの余分な熱を鎮めるうえに、胃の熱を鎮めて過剰な食欲をストップしてくれる効果が高いんです。とくに朝いちばんでトマトを食べておくと、1日中、食欲をおさえることができるのでお試しを。**ゴボウ**も、熱でぶの消防士的存在。熱によってつまる便秘にも効果的。

このタイプには、ローカロリーダイエット定番の**コンニャク**はおすすめ食材。カラダをクールダウンして脂肪を追い出すデトックス効果をいかして、あますことなく役立てるように。

そのほか野菜は**キュウリ**、**レタス**、**冬瓜**、**ゴーヤ**、**セロリ**、魚介は**アサリ**、**タコ**、フルーツは**パイナップル**が冷却スリムにおすすめ。また、お茶は**ウーロン茶**、**プーアール茶**がおすすめです。

また、すべからく食事はまず、推奨食材をカラダに突っ込んでから食べ進めること。**「ヤセたいなら、まずは冷却食材を口に突っ込め！」**

食事の順番として、まずカラダを冷やすものから食べれば、そのあとに食べたものの熱を緩和できるんです。冷え系女子が近づけないグリーンサラダ系を略奪してから、ほかの食べものへとコマを進めてこそ、ゴールはサイズダウン！　これは冷えている女子の場合は、その逆もしかり。

当たり前ですがおっさんや、体育会系男子のような食生活を改め、揚げ物、肉など茶色系フードにキュンキュンするのをやめること。カラダに熱を持たせるショウガ、ネギ、ニンニクなどの食材は控えめに。激辛フード系もご法度。肉業界でしかウケない**「脂もしたたる、いい女」**から脱却を！

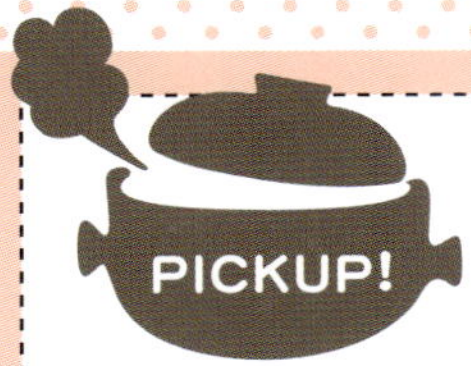

【熱でぶ】のおすすめ食材

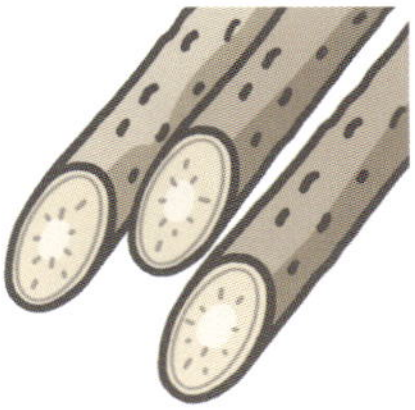

ゴボウ

中国ではゴボウは生薬扱い。熱を冷まし、解毒する効果が高い。のどの腫れや痛み、咳にもおすすめ。花粉症の鼻づまりにもよい。

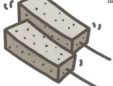

コンニャク

カラダを冷やす寒性食材。体内の老廃物を排出させる働きを持つ。高脂血症にもおすすめ。利尿作用があり、膀胱炎の改善にも役立つ。

トマト

カラダにこもった余分な熱を冷ます優秀食材。夏バテにも効果的。高血圧にもよく、風邪で熱が出たときにもおすすめ。二日酔いにもよし♪

お手軽ドリンク

ゴーヤウーロン茶

煮出したウーロン茶に、ゴーヤ薄切り数枚を入れて蒸らしてから飲む。

お手軽レシピ

とまタコきゅうサラダ

乱切りにしたトマト1/2個、キュウリ1/2本、ひと口大に切ったタコ100ｇをオリーブ油、しょうゆ、酢各大さじ１を混ぜたものであえる。タコの旨みが、トマトとキュウリにしみしみして美味しいサラダ。白ワインに合って困る……。

外食＆コンビニ！

冷やしトマト、ラタトゥイユ、トマトジュース、たたきゴボウ、きんぴらゴボウ、おでんコンニャク、クラムチャウダー、アサリのカップ味噌汁、ボンゴレパスタ、酢ダコ、タコの酢の物、カットパインなど。生野菜のサラダには、たいてい熱でぶマストアイテム入り！

肉やら脂っこいものを、つい食べすぎた……。そんなときにおすすめなのが「サンザシ」。中国では脂肪の代謝を高める働きがあるとされる生薬です。つまり食べてもなかったことになる！　粉末や、お茶などがネット販売されています。

STEP 4

【気巡り不良でぶ】

「食べるアロマ」で目指せ！ リラックスリム

ストレスによって気の巡りが悪くなって太るタイプ。気が滞ると、血や水の巡りも悪くなり、水分や脂肪がたまりやすくなります。ようは**「ストレス巨大化でぶ」。**

ストレスがたまると食に走る傾向があり、とくに生理前には食欲過剰、ドカ食いしがち。また、ダイエットリバウンダーも多く、「久しぶりに会ったら別人だった」みたいな女子も。また、ふだんから情緒不安定、怒りっぽく、ＰＭＳ（月経前症候群）に悩まされるといった特徴も見られます。

このタイプは滞った気を巡らせてストレスを吹き飛ばすことがスリムへの近道。「ダイエット、ダイエット……」と修行僧のように自分を追いつめて、さらにストレスをかけても、たんに自爆するだけ。

よもや、極端な食事制限などもってのほか！　**倍返しで太ります。**

気の巡りをよくするためにおすすめなのは基本食材の**青ジソ**に加えて、「香り野菜」。**セロリ**や**春菊**、**三つ葉**、**パセリ**、**ハーブ**などの食材は、その香りが滞った気の流れをスムーズにしてストレスを解消してくれるんです。

いわば「食べるアロマテラピー」！　アロマポットとアロマオイル不要！ストレスでぶは**「食ってしまえアロマ」でスリムを目指せ！**

おすすめはセロリ。気の流れをよくする肝の働きを助け、カラダの上部に上がった気を下げて、イライラを改善。**「NOイライラ、NOセロリ！」**「リラックスリム」の神食材はペン立てにさすなり、まごの手として使うなり、かんざしにするなりして愛用を。

そして、このタイプにマストなのが**「そえもんダイエット」**。ハンバーグなんぞのわき、刺身のわきにいる**パセリ**、**青ジソ**、**菊花**、**大根**のつまは全部、気巡り食材！**「スリムの国の妖精さん発見♪」**と胸ときめかせて食べること。パセリなんてシミにもいいと、主役はあんた！と言いたくなるほど優秀食材。**「わき役食いこそ美を制す！」**

また、**オレンジ**や**グレープフルーツ**などの柑橘類もさわやかな香りが気を巡らせて、穏やかな気持ちにしてくれます。**ジャスミン**、**カモミール**、**ミント**などのハーブティーもオフィスでの「お手軽飲みアロマ」としておすすめ。

アホな上司、使えない部下に爆発寸前、デスクのおやつに手をのばしそうになったら、すかさず一気。菩薩の微笑を取り戻し、体型崩壊の危機を防ぐ大人の女のたしなみとして常備を！

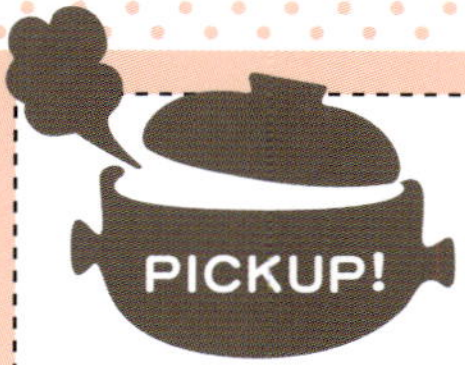

【気巡り不良でぶ】のおすすめ食材

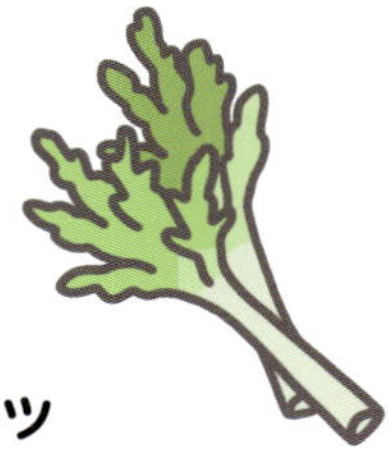

セロリ

独特の強い香りが滞った気をスムーズに巡らせてリラックスさせる。とくに葉の部分に効能があるので、捨てずに使うこと。

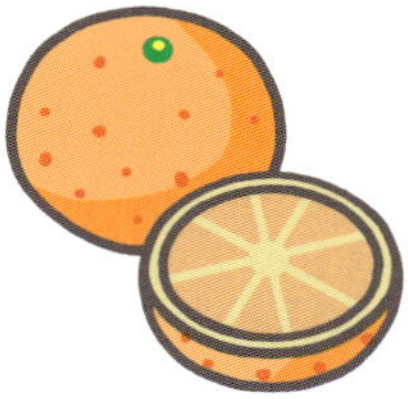

グレープフルーツ

さわやかな香りが、イライラをやわらげてストレスを解消。ストレスによる胃痛にもおすすめ。二日酔いにもお役立ち♪

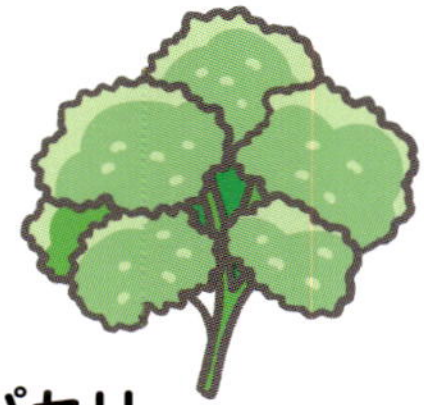

パセリ

滞った気を、“散らして流す”パワフルな気巡りベジタブル。血を補って巡らせる効果もあり、肩こり、シミにもよいというエラい存在。パセリにもっと光を！

お手軽ドリンク

グレフルミントスカッシュ

グレープフルーツジュース、刻んだミントの葉、炭酸水、はちみつ適量を混ぜる。

お手軽レシピ

セロリとイカのサラダ

セロリ1本は葉をザク切り、茎を縦半分、斜め薄切りにして塩少々をふってもみ、イカの刺身100ｇと合わせて、オリーブ油、酢各大さじ1、カレー粉少々、塩適量を混ぜたドレッシングであえる。「セロリやだー！」というひと、カレー風味はおすすめです。

外食＆コンビニ！

セロリはスティックサラダで。気巡りでぶの外食は、1に「そえもん」マスト、2に「ハーブなんちゃら」という文字を探せ！　バジルだのローズマリーだのは、イタリアンやフレンチでないはずはないので「香るビストロダイエット」を！

そえもんの菊花だけでなく、中国茶のお店にある、菊を乾燥させた「菊花茶」は気を巡らせてストレスを解消するのに効果絶大。疲れ目にもよいので、オフィスに常備してティータイムにリラックスリムを♪　そして、そえもんでない「食用菊」も、ぜひ食して！

STEP 4

【血巡り不良でぶ】

「血流アップ食材」を味方に全身血巡りサイズダウン

どろどろ血液の中に脂肪がたまり、しまいに体脂肪に変化して肥える「血行不良でぶ」は、見た目より体重が重い「隠れでぶ」が多く、恐ろしいことに年齢が上がるほど太りやすい！　健康診断のコレステロール値や中性脂肪の数字で、おやじとタイマンを張れる女子も……。

血の巡りが滞ると、打ち身、アザができやすく、足に毛細血管が浮きやすかったりするのも特徴。「生理のときに経血にレバー状の塊がある」「舌の裏にくっきり2本静脈が浮き出ている」ひとは、決定的にこのタイプです。

このタイプはとにかく、中医学でいう**「活血」食材が強い味方。**読んで字のごとく血を巡らせる食材で、全身に血をぎゅおんぎゅおん流してくれます。

じつはわたしも血巡り不良タイプ。中医学で「瘀血《おけつ》」とよばれる体質です。意味不明なアザと、泥酔によるアザで「ひとりDV」なありさまでしたが、活血食材を常食した結果、ヤセて**飲酒アザだけに。**ばんざーい！（おい）

そんなわたしはさておき、薬膳セミナーで「瘀血ガール」を宣言していた生徒さんは、ウエディングにむけて活血食材の積極摂取で血巡りダイエットに成功！　3週間で4kgヤセて、かわいい花嫁さんとなられました！

みほちゃーん、おめでとう！　パチパチ！　**おまえはアザかよ!!**

おすすめの食材は青魚。基本食材の**サバ**はもちろん、**イワシ**、**アジ**、**サンマ**の存在も視野に入れて**「巡る巡る巡る血巡りーゴーランド」**ライフを。

野菜は血液をサラサラにして滞った血を流す**タマネギ**がお役立ち。**ピーマン**、**パプリカ**も血を貯蔵する臓器・肝の働きをアップして、血巡りに貢献。

そして使えるのが**「ラッキョウ」**。血を「散らして」巡らせるというパワフル食材。カレーのおまけだと思わずに、血行促進サプリとして愛用を。

そのほか**ニラ**、**ナス**、**チンゲンサイ**、**黒豆**、**黒きくらげ**、**黒酢**、**桃**も血流アップの友♪　パエリヤなどに使う**サフラン**も血巡りハーブ。

血が巡っていない女子は、ふだんからこまめに動くことも大切。長時間同じ姿勢はどんどん巡りを悪くするので、PC作業も1時間続けたら何がしか動く、ストレッチをするだけでも違います。

わたしも1時間ごとに、**積み上がった雑誌をまたぐ、洗濯物の山をまたぐというエクササは欠かしません**（片付けろよ！）。

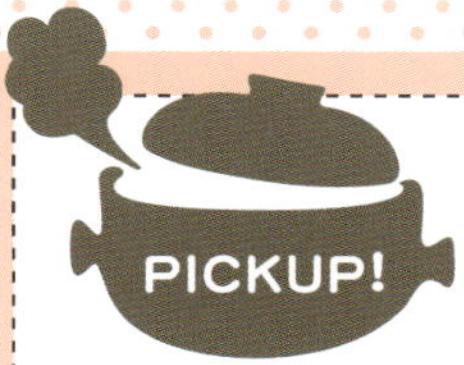

【血巡り不良でぶ】のおすすめ食材

タマネギ

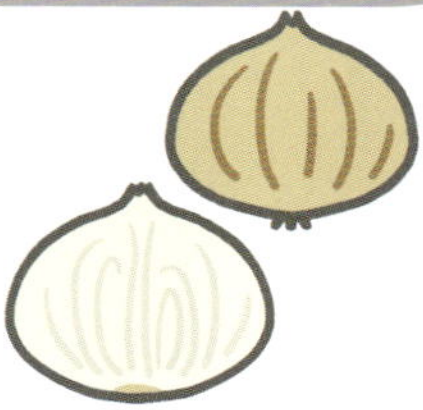

血流をアップするとともに血液をサラサラにして血管の収縮を防ぐ、血巡り改善食材。胃の不快感やキレの悪い痰をとる効果も。

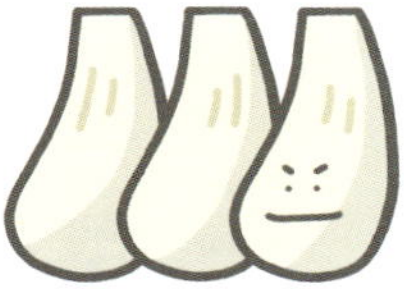

ラッキョウ

中国では薤白（がいはく）とよばれ生薬としても使われる。強い発散力で冷えや寒気も取り除く。動悸、不整脈など心臓系トラブルにもおすすめ。

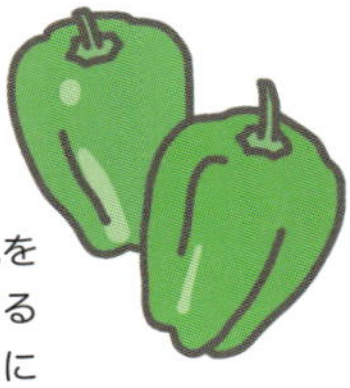

ピーマン

血を巡らせるとともに、気を巡らせてイライラも解消するという便利な野菜。肩こりにもよいのでもっと愛しましょう♪　パプリカの効能も同様。

お手軽ドリンク

サフランティー

サフランをお湯に入れて蒸らして飲む。お湯1カップ、サフラン5本くらい。ただし妊娠中の方はNG。

お手軽レシピ

蒸し鶏とラッキョウのあえもの

耐熱皿に鶏むね肉1/2枚を入れて薄切りのショウガ1かけをのせ、酒大さじ1をふり、ラップをかけてレンジで5分加熱して細かく裂き、縦に薄切りした塩ラッキョウ10粒と合わせマヨネーズ大さじ1、しょうゆ小さじ1、ニンニクすりおろし少々を混ぜたものであえる。

外食＆コンビニ！

オニオンスライス、カップオニオンスープ、チンジャオロース、サンマの塩焼き、サンマ蒲焼き缶、イワシ蒲焼き缶、小魚アーモンド、食べるニボシなど。「チーム青魚強化」は、コンビニの缶詰＆おつまみコーナーで匍匐前進するよーに。

ローズティーは血行促進におすすめ。ローズ（バラ、あるいはバラ科のハマナスの花のつぼみを乾燥させたもの）は玫瑰花（マイカイカ）とよばれる生薬。甘い香りがストレスを解消する効果もあります。ホルモンアップ、美肌にもおすすめ♪

STEP 4

【気不足でぶ】

気をチャージして、「ポニョ体型」をしぼれ!

気が不足していることで代謝が悪いために脂肪がつきやすく、太ってしまうタイプ。これまでも「気」とダイエットの関係は説明してきましたが、圧倒的に「気が足りていない」のが「気不足でぶ」。

消化器官をつかさどる臓器・脾のパワーも弱く、さして食べてもいないのに太るという**「矛盾に満ちたでぶ」**現象を起こしているひとも。

気が足りないと疲れやすく体力がない、やる気が出ない、寝ても疲れがとれない……と「万年お疲れ気味」。冷えや胃の不調に悩むひとも見られがち。

また気の不足は筋肉がつきづらく、筋力が弱いという事態を招きます。さらに気には、皮膚や内臓を本来あるべき位置から下げないように維持する「リフティング機能」もあるため、結果、だらーんとカラダが下垂し、下半身がぽっちゃりしがち。さらに水分代謝も悪いため、水太りしやすい傾向も。ようは**「崖っぷちのポニョ体型」**。

とにかくガンガンに気を補うことがポニョ撃退の近道!

まず、基本食材の**豆**、**ナガイモ**、**キノコ**は定番中の定番で、もはや「下着扱い」。食べなきゃ「ノーパンでお出かけなんて、まあどうしましょう！」くらいの勢いで食すべし。

おすすめは**サケ**。気を補って冷えも解消してくれます。スーパーに行く時間がない……とか言ってるあなた、サケ缶もあれば、コンビニに行けば塩ザケもある！　**「サーモンピンクエクサ」**はいつでも可能！

野菜は**ブロッコリー**が、気を補うバツグンの効果があります。下半身ごまかし系「チュニックおばさん」と化しているあなたは、**ブロッコリーワークで実年齢に近づけろ！**　そのほか**キャベツ**もおすすめです。

ちんまりものでは、**ウズラの卵**も気を補う優れもの。卵そのものよりもミニなカラダでパワー絶大。納豆に割り、ごはんの上に割り、お弁当に入れ、おやつに水煮をつまむ**「ウズラー」でこそ、美ボディ獲得！**

そして、このタイプはカラダを冷やす食材は控えめに。熱でぶと真逆で、トマト、キュウリなど夏野菜、南国系フルーツの過剰摂取に要注意。基本、夏以外は生野菜でなく「加熱主義」を心して。

さらに、水を大量に飲むようなダイエットもまったく不向き。当たり前に冷たい飲みものガブ飲みは**「アイスバケツチャレンジ」というドM食い。**もう流行ってませんから。

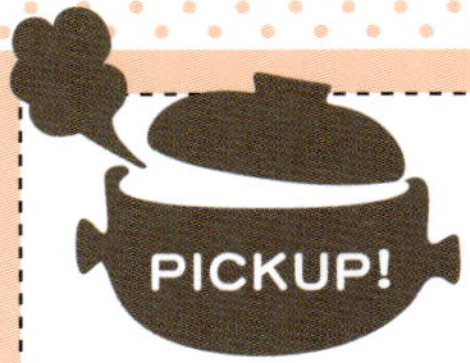

【気不足でぶ】のおすすめ食材

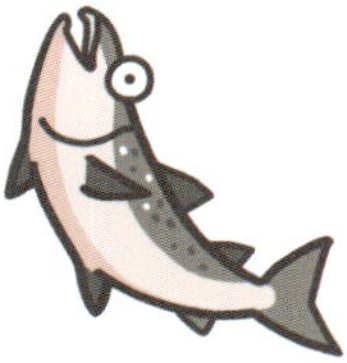

サケ

気を補うとともに、カラダを温めて冷えを解消する、胃腸の働きを整え、消化機能を高める効果もあるので胃の弱いひとにもおすすめ。

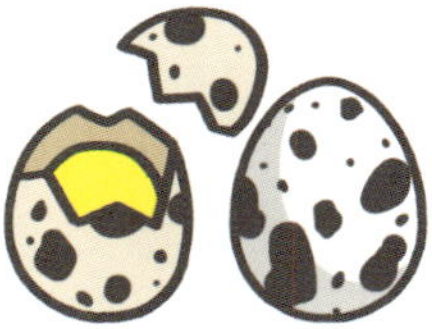

ウズラの卵

滋養強壮に効果絶大。五臓すべての機能を高めて、気をガツンと補う。筋肉、骨を強化するので腰痛にもよい。アンチエイジングにも効果アリ。

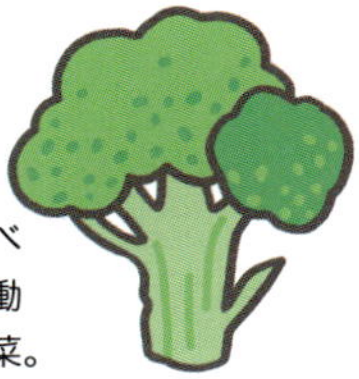

ブロッコリー

ウズラの卵と同様に、すべての臓器に入って、その働きを強化するパワフル野菜。虚弱体質を改善、新陳代謝をアップし、免疫力を高める。老化防止にもおすすめ。

お手軽ドリンク

なつめショウガ茶

切ったなつめを水で煮出し、ショウガ、黒砂糖を入れる。冷え解消にもおすすめ。

お手軽レシピ

サケの石狩風スープ

鍋にサケ缶1/2缶を汁ごと入れ、ブロッコリー、ネギ、マイタケを入れて火がとおったら、味噌、みりん適量を入れて味をととのえ、バター少々を入れる。冬場はサケ缶と、気不足でぶ推奨食材をぶち込んだ「なんちゃって石狩鍋」が、おすすめ。

外食＆コンビニ！

サケのおにぎり、塩ザケ、サケフレーク、スモークサーモン、サケのムニエル、八宝菜、焼き鳥屋の「ウズラの卵串」、ロールキャベツ、回鍋肉など。ブロッコリーは「温野菜のサラダ」の帝王なので、そのあたりをガサ入れしましょう♪

とてもおすすめなのが「なつめ」。中国では大棗（たいそう）とよばれる生薬で、気を補い、美容にもよい食材。スープや煮物をつくるときに、実を数個入れて一緒に煮込んでもOK。ほんのり甘みがついて、みりん代わりになります。「Shop de ゆる薬膳。」で国産なつめ販売中。

ヤセにくいときの処方箋①

「アンチエイジング食べテク」で「老化でぶ」を撃退！

STEP 5

腎のパワーアップで「あの頃の体型」にワープ！

若いときは、ちょっと食べて太ってもすぐ体重がもとに戻ったのに、最近は戻らない……。年をとるにつれて、なんだかヤセづらい……。

その背後にあるのが、ズバリ「老化」。**「老いぼれでぶ」**です。うわーん、ヤダーーー！

老化に関わりが深い臓器が「腎」。ひとの成長や発育、生殖、老化をつかさどり、全身のエネルギーをためる働きを持っています。

ここが衰えると白髪が増え、耳が遠くなり、足腰が曲がって弱くなる……と一気に「老婆化」が進みます。

さらには代謝も落ち、ホルモンバランスも崩れて、太りやすくなってしまいます。そうです。いわゆる**「中年太り」**のスタート！　シワ、白髪、でぶ。**中年女子SSD48。**入りたくないですね。

「いやいや、まだ老化なんてそんなシニアなワードありえない～」というあなた。左の「腎パワー」チェックリストで「老いぼれ具合」をチェックしてみるよーに。自覚がなくても、もしかしたら**「なんちゃってヤング」**かもしれませんから！

妙齢女子は、STEP2～4で紹介した食材に、腎を立て直す食材を加えることで「老化でぶ」を撃退！「バック・トゥ・ザあの頃の体型」にワープできるように心しましょう。

じつは老化が進んでる!?

「腎パワー」チェックリスト

- □腰痛、足腰がだるい
- □夜中に目が覚めてトイレに行く
- □トイレの回数が多い
- □もともと虚弱体質
- □下半身がむくみやすい
- □冷えやすい
- □歯が弱い
- □骨が折れやすい
- □白髪が多い（若白髪）
- □膀胱炎になりやすい
- □耳鳴りがする

5項目以上あてはまったら要注意！

チェックリストの内容は、腎が弱っているサイン。5項目以上のひとは、自覚がなくても腎が弱り気味。いますぐ、腎の立て直しを！　5項目以下でも「腰痛、足腰がだるい」「夜中に目が覚めてトイレに行く」は、腎が弱りはじめている大きなサインなので、思いあたったひとは、対策をとることをおすすめします。

STEP 5

「黒食材」で老化による体型危機を回避せよ！

押し寄せる恐怖のSSDを回避するためには、腎をパワーアップすること！

中国では、昔から女性のカラダは「七」を基本とするサイクルがあるとされています。「7歳周期でカラダが変化する」と考えるんです。

中医学の最古の医学書である「黄帝内経《こうていだいけい》」には、こんなふうに書いてあります。

「七の倍数の14歳で生理がはじまり、21歳で女性としてのカラダができあがる。28歳が女性としてカラダがもっとも充実したピークで、5倍の35歳になるとシワができはじめ、42歳でさらに衰えが進み、顔に栄養が行き渡らず老化が進み、白髪ができて49歳で閉経、生殖能力がなくなる」。

2000年ほど前の書物ですが、人間のカラダは、いまもさして変わっていないわけで、確かにわかる話ですよね。ということは、

35歳は中年太り到来イヤー。

……厄年より怖いですね。さらには、

7年ごとに体型崩壊の危機。

怖いよ〜。とにかく、腎のパワーアップをはかるしかありません！　そんな**「老化でぶ除け」の強い味方が「黒食材」。**薬膳の考え方のひとつである「五行説」では、カラダの機能と色を関連づけています。腎をつかさどる色は黒。基本食材の**黒豆**、**海藻類**、**黒きくらげ**も、もちろん、**黒ゴマ**、**黒酢**、**ブドウ**なども腎のパワーをアップしてくれる強力食材。

黒ゴマは老化によるパワー不足を補い、中国では昔から「不老長寿の食べもの」とされ、その効能は「潤膚烏髪《じゅんふうはつ》」。肌は潤い、カラスのように黒々した髪にする、とされ、美肌、美髪、白髪ケアにも効果大。**モイスチャー美容液兼トリートメント兼ヘアカラー兼スリミングコスメ**なんて、もう料理にふりかけまくるしかない！

黒酢は美白にもおすすめ。酢を手にしたら、「黒のほうが老けない……」とつぶやきながら黒酢に持ち替えてバンバン使いましょう。

ブドウは血を補い、肌にもよいアンチエイジングフルーツ。秋じゃないときはどうすれば……って、レーズンがありますから！

そして、うれしいことに、これらは全部「混ぜる、ふりかける、ばらまく」が可能！　**「平成の黒まぶしご三家」！**　アイドルだと思っていつも追っかけ、基本食材などに、大盤振る舞いして美を磨きましょ♪

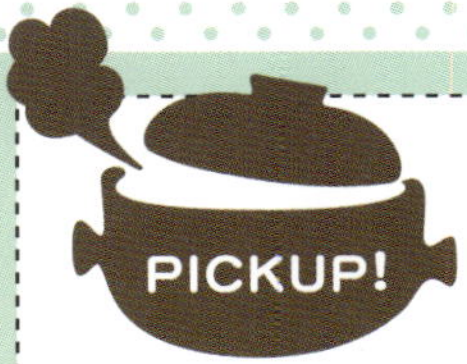

アンチエイジングのおすすめ食材（黒）

黒ゴマ

若返りに強力な黒ゴマ。肌、髪の乾燥、目のかすみ、足腰のだるさなど老化全般に効能がある。とくに白髪、増毛、抜け毛によく疲れ目にもおすすめ。

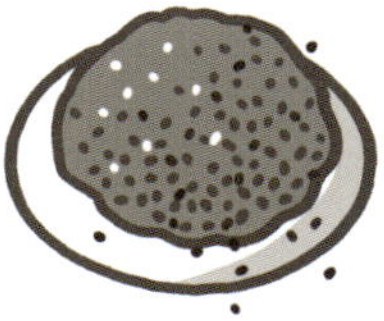

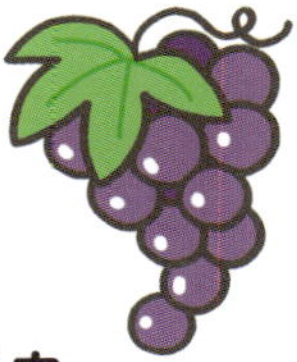

ブドウ

気と血を補い、疲労回復によい。美肌、美髪や疲れ目にも役立つ。また筋肉疲労、足腰を強める効果もあるので、筋肉痛や腰痛女子にもおすすめ。

黒酢

アンチエイジング効果に加えて、血液をサラサラにして血行促進し、シミ、そばかす、クマにもおすすめ。ちなみに、お風呂に入れれば血行促進効果でポカポカに！

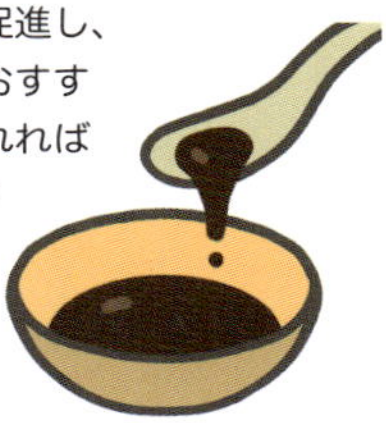

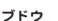

お手軽ドリンク

黒ゴマホット豆乳

鍋に豆乳と黒練りゴマを入れて混ぜて熱し、温まったらはちみつで味付けする。アンチエイジング＋肌の乾燥におすすめ。

お手軽レシピ

ナガイモとベーコンの黒酢炒め

薄切りにしたナガイモ10㎝、細切りにしたベーコンをオリーブ油適量を熱したフライパンに入れて炒め、黒酢、しょうゆ各大さじ1を加えて全体を混ぜる。黒酢は炒め物の調味料として使っても、甘ずっぱくて美味しく仕上がります♪

外食＆コンビニ！

黒酢ドリンク、レーズンパン、グラノーラなど。とにかく黒ゴマを「モバイルアンチエイジングサプリ」と思って、持ち歩くよーに！

ちなみに男性は8の倍数でカラダが変化します。32歳で男性としてのカラダが最も充実し、40歳で髪が薄くなり、骨が弱り、48歳で栄養が行き渡らずシワが増え……と転落（涙）。まさに厄年は中年太り到来イヤー！　ダンナやカレシの黒食材強化を！

STEP 5

冬は老化が加速する!?「腎食材エクサ」の徹底を

冬は、冷えで太りやすくなる、とSTEP3で説明しましたが、もうひとつ、妙齢女子にはゆゆしきシーズンでもあります。

冬は1年で最も老け込みやすい季節。

腎は、冷えに弱くその働きが低下しがち。よって、老婆化が一気に加速するシーズンでもあるのです。よって、

冬は中年太り加速シーズン。

ご予算のある方はハワイへ逃亡、懐が厳しいあなたは冷えから身を守り、十二単のごとく重ねに重ねて腎の機能を高める食材を取り入れましょう。

前項の黒食材のほかにも「黒じゃなくても腎に効く」食材があります。おすすめは**カキ**。カラダに潤いを与え、肌をしっとりさせる効果もある腎パワーアップ食材。更年期トラブルにもよいシーフードです。そのうえ、落ち込みやうつな気分、不眠にも役立つなど「ヤセなくて落ち込み夜も眠れない」女子にも、**「布団でできるダイエット」**的におすすめ。

イカは老化防止とともに、生理痛、生理不順など婦人科系トラブルにも役立つ、女子力アップフード。**ホタテ**はシワや乾燥肌にもよく、顔面モイスチャーケアとヤング化とスリムを応援してくれます。

ありがたいことに、どれも「缶詰テク」が可能！　カキ燻製缶、イカ味付き缶、ホタテ缶♪　24時間、腎系エクサを展開しましょ。

そのほかには、**エビ**、**ハマグリ**、**イワシ**もおすすめ。そう、腎パワーアップ食材は海鮮系が多いんです。海に囲まれたジャパン最高！　**冬はダイエット推奨食材とあわせて鍋にぶち込み「海鮮鍋」にすればいいのだ！**　鍋があるジャパン最高！　**出会いは億千万のゆる薬膳、まばゆいボディにダイエット・ジャパーン♪**（「ゆる薬膳。」ダイエット販促キャンペーンソング）

野菜は基本食材の**ナガイモ**や**ブロッコリー**、**ニラ**、肉は**羊肉**、そのほか**ウズラの卵**や**栗**、**クルミ**、**クコの実**も役立ちます。お茶は**杜仲茶**がおすすめ。

ここぞというときは**ウナギ**も効果バツグン。刻んでサラダにまぶす、炒め物にすれば、家計にやさしい「うなダイエット」。ちなみに、**ナマコ**も超強力です。どっちも強筋骨といって足腰によい食材でもあります。無理なランやエクササイズで、翌日に筋肉痛（涙）、腰ボロボロなあなたにもおすすめですから～。

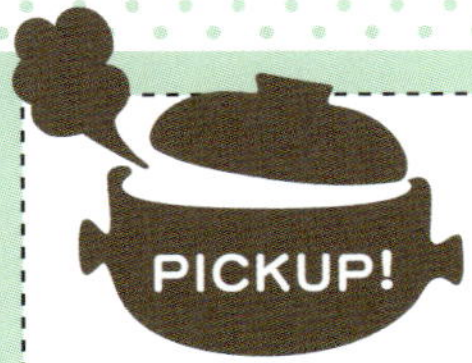

アンチエイジングのおすすめ食材

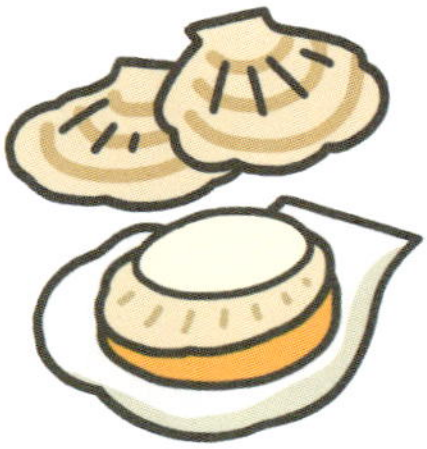

ホタテ

カラダに水分を補い、美肌にもおすすめ。目の充血、視力回復や更年期トラブルにもよい。肝の働きもサポートするので二日酔いにもおすすめ。

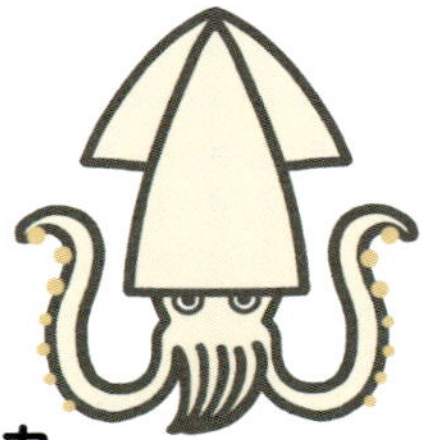

イカ

腎に働きかけるとともに、造血作用が高いシーフード。生理不順、生理痛、不正出血など婦人科系トラブルによい。とくにアンチエイジングに強力なのは「イカスミ」。

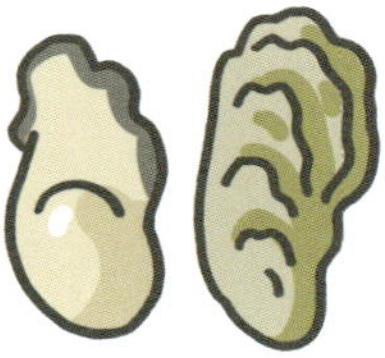

カキ

カキの殻は、精神安定の生薬。もちろん身も精神を安定させて、不眠、うつにもよい。また肌に潤いを与えてしっとりさせてくれる美肌食材。

お手軽ドリンク

クコ杜仲茶

温かい杜仲茶に、クコの実を入れてしばらく蒸らしてから飲む。シワ改善や、腰痛にもおすすめ。

お手軽レシピ

カキのスクランブルエッグ

ボウルに卵3個を割り入れ、カキ燻製缶の缶汁少々と半分に切ったカキ、刻んだクルミ適量、牛乳少々を入れて、塩、こしょうをふって混ぜ、バター、オリーブ油少々を熱したフライパンに入れて全体を混ぜる。カキ燻製缶のスモーキーな味わいがイケます♪

外食＆コンビニ！

カキ燻製缶、カキ酢、カキの土手鍋、イカ味付き缶、焼きイカ、さきイカ、あたりめ、イカそうめん、イカゲソ、イカ大根、ホタテ缶、乾燥貝柱など。コンビニのおつまみコーナーは、そりゃあもうイカパラダイス〜。

じつは「おせち」は究極の「若返り御膳」。エビ、黒豆、栗きんとん、ごまめ（カタクチイワシ）、昆布巻とアンチエイジング食材のフルコース！　おせちに飽きてもおせちを貫けば、中年太りを、くいとめ可能！　シニアは通年、ビバ正月！

ダイエット体験談②

２週間で２kgヤセて、むくみ体質も改善！

（38 歳女性・営業職）

「こ、これは見事な霜降り肉……」。ふとした出来心（？）で自分の後ろ姿を姿見に映してみたところ、そこに現れたのはむっちりと厚みがあり、ところどころ脂肪でボコボコした背中の肉。殿方なら「頼り甲斐がありそうな広い背中ね♪」ですむが、こちとら乙女心が捨てきれない微妙なお年頃のアラフォー。もちろん背中だけじゃない、浮き輪のようなお腹まわりの肉も見たくないけど、見逃せない現実。「昔の私はこんなじゃなかった！　カムバック 20 代の私！」と叫んでも時は巻き戻せない。

でも食べるの大好き、根っからのインドア派で運動嫌い。そんな私が出会ったのが「ゆる薬膳。」ダイエット。調べたところ、私の体質はどうやら「気不足でぶ」。“気”が不足しているので疲れやすいのが特徴とか。そこからは基本のヤセ食材をヘビロテ。ランチ時にはコンビニで豆入りサラダを物色し、ファミレスではエビとブロッコリーのパスタを頼み、帰宅後は黒きくらげとナガイモを炒める。冬なのでショウガのすりおろしを常備して飲みものにぶっ込む……という毎日を過ごしたところ、生理前のむくみやすい時期だったにもかかわらず２週間で 2kg 減。生理前にはいつも１～２kg 増えることが多い私には快挙！

また、冬になると手足が冷えてなかなか寝付けなかったり、夜中に何度もトイレに行っていたのですが、最近は寝るときも手足がぽかぽかしていて、途中で目覚めることなくぐっすり眠れるようになりました。さらに、以前は夕方になると足がむくんでぱんぱんになり、靴を履くと痛いくらいだったのが、最近はするっと履けるように！

さらにゆるーく続けてスッキリボディを目指します！

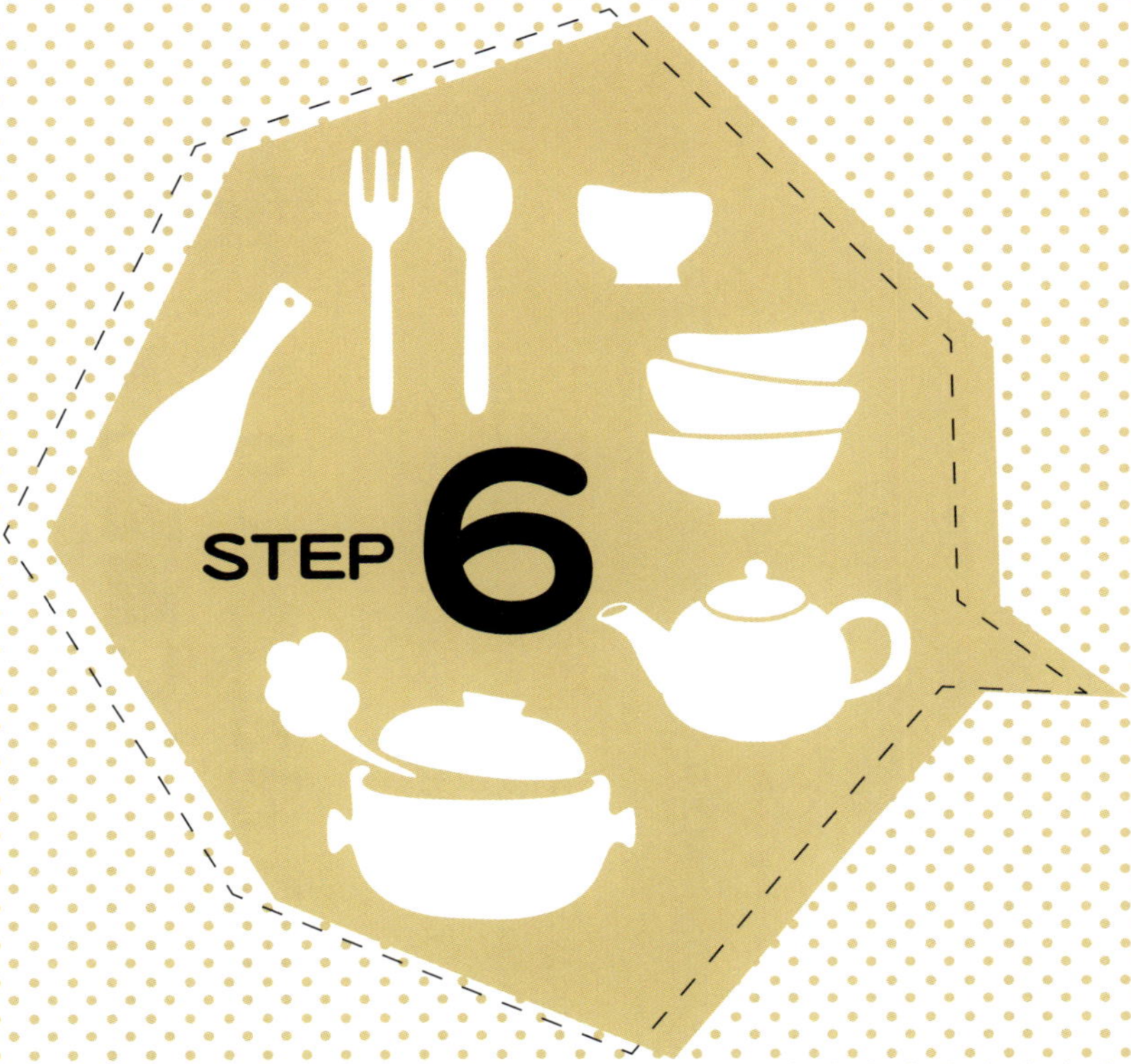

ヤセにくいときの処方箋②

「タイプ別食べテク」で でぶの敵・便秘を改善

STEP 6

「間違い食べ」で激づまり!? マイ食材でぺたんこ腹に

ダイエットのもうひとつの敵といえば「便秘」。季節的な便秘ケアはSTEP 3で紹介しましたが、オールシーズン**「トイレで悶絶番長」**、**「名物ぽっこり腹」**のガンコな「つまり系女子」は、便秘をしっかり改善したいもの。

とはいえ、下剤の常用はお腹も痛むし、カラダにも負担がかかってつらいもの。乱用は、**ピーーーーーーーーーーーーーーーーーーー!** ダメです。

……あっ。飲みに行きたかったもので、またやってしまいました（おい）。

便秘は比較的、薬膳では改善しやすい症状です。**ただし、間違えて食べないことが大切!** 体質を見極めて食材を選ぶことがポイント。食べ方を間違えると出ないばかりか、いよいよつまるという事態に陥ります。

よく便秘といえば「バナナが救世主」と言われますが、万人に効果があるわけではありません。バナナは食物繊維も豊富で、薬膳的にも「腸に潤いを与える」効果があるので、便秘によい食材ではあります。

たーだーし！　南国のフルーツ・バナナは寒涼性の食材。でも、冷えが原因で便秘になっているひとがバナナを、わんさかむさぼったら出るどころか、つまる一方！　まさに**恐ろしい「逆浣腸」。**ありえない「ドM食い」の極みです。

　便秘には大きく分けて「熱づまりタイプ」「冷えづまりタイプ」「気不足づまりタイプ」「気巡り不良づまりタイプ」「血不足づまりタイプ」と5つのタイプがあります。次のページの診断チェックで、タイプをチェックして「マイ便秘薬フード」を取り入れて。

　STEP4の「体質別食べテク」とも関連していますが、こちらでは「ガツン」と直球で「腸にアクセス」する、便通食材をご紹介♪

　ちなみに、どのタイプにも共通しておすすめの食材は、アボカド、黒ゴマ、はちみつ。いずれも、これらは薬膳で「潤腸通便《じゅんちょうつうべん》」という効能があるんです。腸に潤いを与えて、すべりをよくしてスルスル〜と出してくれるという**「バキュームフード」。**「トイレの神」として、タイプ別食材にプラスして愛用を♪

　「トイレ引きこもり時間」を軽減して、ぺたんこ腹の美ボディを手に入れましょうー。

便秘タイプ診断

大きく分けると「熱づまりタイプ」「冷えづまりタイプ」「気不足づまりタイプ」「気巡り不良づまりタイプ」「血不足づまりタイプ」と5つのタイプに分かれます。

自分の「つまり」タイプをチェックしましょう。

熱づまりタイプ

- □便が硬く乾燥している
- □カラダがほてる、のぼせやすい
- □顔や目が赤い
- □尿の量が少ない、尿が黄色い
- □冷たい飲みものが好き

冷えづまりタイプ

- □冷えるとお腹が痛くなる
- □トイレが近い
- □冷え症
- □冬になると生理痛がひどくなる
- □尿が白い

気不足づまりタイプ

- □排便後に汗が出る
- □排便後に脱力感がある
- □疲れやすい
- □朝、なかなか起きられない
- □便が硬くない

気巡り不良づまりタイプ

- □お腹が張る
- □げっぷがよくでる
- □生理前に便秘がひどくなる
- □便意があるのに出ない
- □ガスがたまりやすい

血不足づまりタイプ

- □めまい、立ちくらみが多い
- □顔色が悪い
- □生理後に便秘になりがち
- □髪、肌につやがない
- □便が乾燥してコロコロしている

診断結果

もっとも多くチェック項目がついたのが、あなたの「便秘タイプ」。チェック項目が同数だったものがある場合は、どちらも意識した対策をとること。

【熱づまりタイプ】

カラダに熱がこもり、便が乾燥して硬くなることで出ないタイプ。

対策は115ページ

【冷えづまりタイプ】

カラダの冷えが腸の動きを悪くして出ないタイプ。

対策は116ページ

【気不足づまりタイプ】

老廃物を出すために必要な「気」がないのでいきめずに、出ないタイプ。

対策は117ページ

【気巡り不良づまりタイプ】

排便に必要な気が滞ることで出ない、いわゆる「ストレス便秘」タイプ。

対策は118ページ

【血不足づまりタイプ】

血が足りないことで、腸が乾燥して出ないタイプ。

対策は119ページ

【熱づまり】体内コールドテクでスルリと出す！

カラダに熱がこもり便が乾燥することで出ないタイプ。「熱でぶ」に見られがちで、食べすぎ、脂っこいもの、辛いもの大好きな結果、腸も熱を持って乾燥。ようは腸内に熱風ドライヤーをMAXで吹かせているようなもの！

そんなあなたは腸内の熱を冷ませばするする出るわけで、**バナナ**で間違ってません。そのほか**ヨーグルト**、**豆腐**、**豆乳**、**パイナップル**もおすすめ。食べ方のコツとしては朝イチで食すること。もちろん食事を見直し、ショウガ、ネギなど熱を持たせる食材は控えめに！

PICKUP!

【熱づまり】のおすすめ食材

ヨーグルト

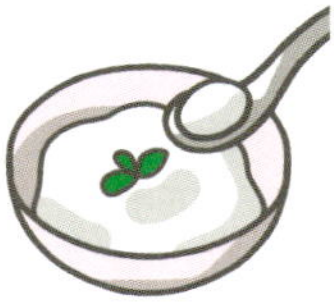

便秘はじめ、発熱やのぼせにもよい。また全身に潤いを与え、美肌効果も大。免疫力をアップする効果もある。眠れないときにも役立つ。

バナナ

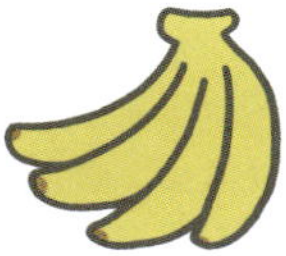

カラダの熱を冷まして腸に潤いを与える熱づまり便秘推奨フルーツ。肺も潤すので気管支トラブルにもよい。二日酔いにもよくってよ♪

お手軽ドリンク

パイナップル豆乳

粗く刻んだパイナップルと豆乳、ヨーグルトをミキサーで混ぜて、はちみつで味付け。

外食＆コンビニ！

飲むヨーグルト、バナナチップス。

【冷えづまり】

「腸内カイロ」食材でぬくぬくスルリを

カラダの冷えが腸の動きを悪くして出ないタイプ。冷え症、また冬に生理痛がひどくなるひとに多いつまり方です。対策はカラダを温めて腸の働きをよくすること。もっともバナナに近づいてはならないのがあなたです！

おすすめは、**カボチャ**。食べる「腸カイロ」として愛用、ぬくぬくスルリを目指して。**山椒**もガツンと体内を温めます。世の中すべて、ウナギだと思ってふりかけろ！　**ネギ**、**シナモン**も役立ちます。生野菜や南国系フルーツなど「底冷えづまり食材」は控えめに。

【冷えづまり】のおすすめ食材

カボチャ

気を補うとともに、カラダを温め、とくにお腹の冷えを解消する効果が高い。美肌にもよく、顔面のたるみによいリフトアップ食材♪

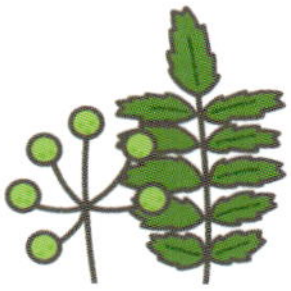

山椒

カラダを温める熱性食材。冷えによるお腹の痛みにもよい。麻婆豆腐などに使われる、中国の花椒（かしょう）はさらに温めるパワーが強い。

お手軽ドリンク

あったか強化紅茶

紅茶にショウガのすりおろし、シナモンを入れて黒砂糖で味付け。朝、晩1日2回飲むとよい。

外食＆コンビニ！

パンプキンサラダ、カボチャの煮物。

【気不足づまり】いきみ力アップでトイレから脱出！

老廃物を出すために必要な「気」がないので、排便する力がなくいきめないので出ないタイプ。「気不足でぶ」に多く見られ、ふだんから疲れやすく、もはや、きばる力すらどこにも残っていない！　という「トイレひきこもり族」のあなたは、気を補って、しっかりいきみ力アップを！

おすすめは、**ジャガイモ**、**シイタケ**。あともうひとふんばりを応援してくれる食材です。おやつには、気を養い腸の働きを整えてくれる**リンゴ**や、腸のすべりをよくする、**クルミ**をどうぞ。

PICKUP!

【気不足づまり】のおすすめ食材

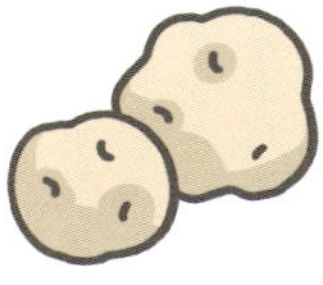

ジャガイモ

便秘におすすめイモ。脾の働きを高めて、気を補う。胃の不調を改善し、胃潰瘍、十二指腸潰瘍などにもよい。解毒効果があるので湿疹にもおすすめ。

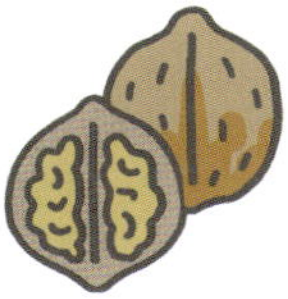

クルミ

気を補い、滋養強壮によく、アンチエイジング効果も高い。また、70代で10代の肌を保ったという西太后が常食していたほど、美肌にもよい。

お手軽ドリンク

リンゴのスムージー

リンゴ、アボカド、牛乳をミキサーにかけてはちみつで味付け。

外食＆コンビニ！

ポテトサラダ、肉じゃが、ミックスナッツ、リンゴジュース。

【気巡り不良づまり】

気の流れを改善してストレスづまり解決

排便に必要な気が滞ることで出ないタイプ。「気巡り不良でぶ」に見られる便秘。ふだんからガスがたまりやすく、そのうえ、「出そうで出ない！」という「チラ便意」によるもどかしさに困るひとも。旅先ではてきめんに出なかったり、生理前にひどくなりがち。解決方法は気の流れをよくすること。

おすすめは**大根**。滞った気を巡らせてスッキリ出せるカラダに。また**春菊**や、**ハーブ**、**ユズ**も「香り便秘薬」として愛用を。ランチには気を巡らせる麺類・**ソバ**も要チェック！

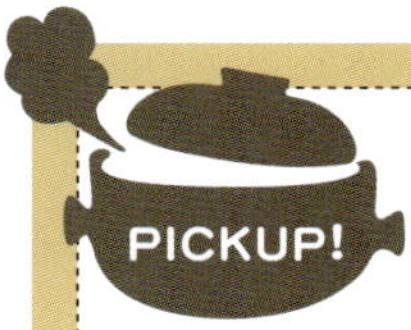

【気巡り不良づまり】のおすすめ食材

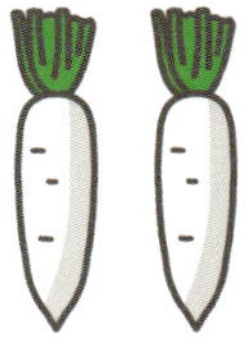

大根

滞った気を巡らせるとともに、カラダの上部に上がった気を下ろすのでイライラしたときにおすすめ。風邪で熱が出たときや気管支トラブルにもよい。

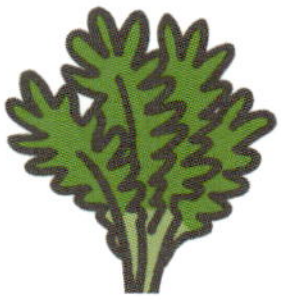

春菊

精神を落ち着かせるリラックス効果とともに、安眠、目の充血や高血圧にもよい。あまり人気のない野菜ですが、ストレス解消の強い味方！　積極利用を。

お手軽ドリンク

ユズカモミールスカッシュ

グラスにカモミールティー、ユズの絞り汁、炭酸水を入れて混ぜ、はちみつで味付け。

外食＆コンビニ！

大根サラダ、おでん大根、ふろふき大根、おろしソバなど。そして変化形を見逃すな！　切り干し大根の煮物もお忘れなく～。

【血不足づまり】血をチャージして腸内砂漠に潤いを！

血が足りないことで、カラダに潤いが不足し、腸も乾燥して便が出ないタイプ。便が乾燥してコロコロという「うさぎ便」系。また生理が終わると、悪化しがち。いよいよ血がなくなり「腸内砂漠」が加速してつまるんです。

そんなあなたは、血を補って腸を潤わせる**ホウレン草**がおすすめ。**ピーナツ**も、快便おやつとして取り入れて。そのほか造血海鮮・**カツオ**、**イカ**もおすすめです。**黒ゴマ**も、造血と腸にすべりを与えるパワー絶大。このタイプはとくに、黒ゴマまぶしテクを！

PICKUP!

【血不足づまり】のおすすめ食材

ホウレン草

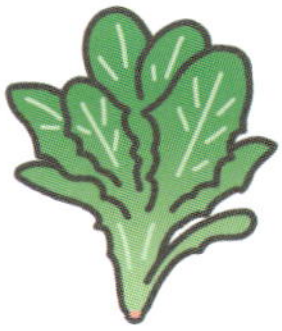

血を補い、腸に潤いを与えて便秘を改善する、血不足づまり便秘にとてもよい野菜。疲れ目、目の充血や、高血圧による頭痛にもよい。

ピーナツ

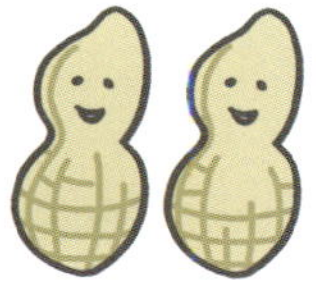

血を増やし、便秘を解消するとともに、アンチエイジング、乾燥肌にもよい。しっかり効能を取り入れるには、薄皮ごと食べるのがおすすめ。

お手軽ドリンク

キャロットプルーンジュース

キャロットジュースとプルーンをミキサーにかけてはちみつで味付け。

外食＆コンビニ！

ホウレン草のおひたし、ホウレン草のバターソテー、バタピー。

「ゆる薬膳。」ダイエット食材リスト

毎日の食事の中でとっていただきたい食材をまとめました。122ページから紹介する食事日記とあわせてご活用ください。

①基本の食材

豆類（黒豆、大豆、枝豆、ソラマメ、サヤインゲン、キヌサヤ、豆苗、スナップエンドウなど）
キノコ類（シイタケ、シメジ、マイタケ、エノキダケ、エリンギ、マッシュルームなど）
ナガイモ
青ジソ
サバ
黒きくらげ
海藻類（昆布、ワカメ、ヒジキ、海苔、もずくなど）

②季節の食材

【春】 セリ、フキ、菜の花、ウド、山菜類（ワラビ、コゴミ、フキノトウ、ぜんまいなど）、タケノコ

【梅雨】 枝豆、ソラマメ、小豆、トウモロコシ、冬瓜、緑豆モヤシ、アスパラガス、白身魚（タイ、スズキなど） 注意点 水分の過剰摂取

【夏】 ゴーヤ、スイカ、ミョウガ、トマト、キュウリ、レタス、キウイ、パパイヤ、マンゴー 注意点 牛肉、エビ、ネギ、ショウガの過剰摂取、香辛料が過剰に利いた料理は控えめに　※冷えるときは可

【秋】 白菜、白ゴマ、豆腐、豆乳、牛乳、レンコン、ナガイモ、大根、白きくらげ、梨、カキ、ホタテ 注意点 辛いもの、香辛料が過剰に利いた料理は控えめに

【冬】 ショウガ、ネギ、ニラ、エビ、羊肉、シナモン・山椒・こしょう・八角・フェンネル・クローブなどのスパイス類 注意点 夏野菜、南国系フルーツは控えめに　※熱でぶは可

③体質別食材

【熱でぶタイプ】トマト、ゴボウ、コンニャク、キュウリ、レタス、冬瓜、ゴーヤ、セロリ、アサリ、タコ、パイナップル、ウーロン茶、プーアール茶 注意点 揚げ物、肉類、ネギ、ショウガ、ニンニクの過剰摂取。香辛料が利いた料理は控えめに

【気巡り不良でぶタイプ】セロリ、春菊、三つ葉、パセリ、ハーブ、青ジソ、オレンジ、グレープフルーツ、ジャスミンティー、カモミールティー、ミントティー

【血巡り不良でぶタイプ】サバ、イワシ、アジ、サンマ、タマネギ、ピーマン、パプリカ、ラッキョウ、ニラ、ナス、チンゲンサイ、黒豆、黒きくらげ、黒酢、桃、サフラン

【気不足でぶタイプ】豆類、ナガイモ、キノコ類、サケ、ブロッコリー、キャベツ、ウズラの卵、なつめ 注意点 夏野菜、南国系フルーツの過剰摂取。野菜はできるだけ加熱する

④アンチエイジング食材

黒ゴマ、黒酢、黒きくらげ、ブドウ、ホタテ、イカ、カキ、エビ、ハマグリ、イワシ、ウナギ、ナガイモ、ブロッコリー、ニラ、羊肉、ウズラの卵、栗、クルミ、クコの実、杜仲茶

⑤便秘解消食材

【熱づまりタイプ】ヨーグルト、バナナ、豆腐、豆乳、パイナップル 注意点 ネギ、ショウガ、ニンニクや香辛料が過剰に利いた料理は控えめに

【冷えづまりタイプ】カボチャ、山椒、ネギ、シナモン
注意点 夏野菜、南国系フルーツの過剰摂取。野菜はできるだけ加熱する

【気不足づまりタイプ】ジャガイモ、クルミ、シイタケ、リンゴ、はちみつ、アボカド

【気巡り不良づまりタイプ】大根、春菊、ハーブ、ユズ、ソバなどの麺類

【血不足づまりタイプ】ホウレン草、ピーナツ、カツオ、イカ、黒ゴマ

ダイエット食事日記の書き方

日付・季節・その日の体重と、84ページのチェックリストで調べた自分の体質を記入します。そのうえで、120ページの食材リストをもとに、今の自分に必要な食べものを選び、その日のメニューを組み立てていきましょう。朝食・昼食・夕食だけでなく、おやつや飲みものも自分に合ったものを取り入れるのが「ゆる薬膳。」流です。

まずは「基本の食材」をとるようにしたうえで、「季節の食材」と「体質別食材」のなかから食材をチョイスしてプラスすることが効果的です。ひとつの食材の量は大量にとる必要はないので、とにかく「食べる」こと。

１日のなかで「７つの基本食材」「季節の食材」「体質別食材」がまんべんなくとれるのが理想ですが、難しい場合は３日間くらいをめどに調整しましょう。

必要な食材がまったくとれなかった日や関係ないものを大量に食べ過ぎた日があっても、翌日からまた実践を。1週間のなかで実践できている日が多ければ多いほど、「カラダのバランス貯金」ができるため、いったんはオーバーした体重も戻りやすくなります。

また、年齢を重ねるにつれてヤセにくくなったと感じる方は、「アンチエイジング食材」を、便秘の悩みがある方は「便秘解消食材」も取り入れるようにしてみてください。

- ７つの基本食材がとれるメニューを考え、とった食材を「①基本の食材」の欄に記入します。

- 今の季節に合った食材をとったら、「②季節の食材」の欄に記入します。

- 自分の体質に合った食材をチェックし、とった食材を「③体質別食材」の欄に記入します。

- 食事日記のいちばん右の欄は、空欄になっています。アンチエイジングの悩みがある方は「④アンチエイジング食材」を、便秘の悩みがある方は「⑤便秘食材」を記入するようにしてください。
  あるいは、体質がチェックリストでひとつではなく２つあてはまった方は、２タイプめの「③体質別食材」を記入する欄にしてもいいでしょう。

「ゆる薬膳。」ダイエット食事日記

記入例

④アンチエイジング食材や⑤便秘解消食材、別の体質別食材を記入しましょう

1 月 12 日（ 月 ） 季節（ 冬 ） 体重（ 49 ）kg

体質（血巡り不良 ）タイプ・（ ）タイプ

	メニュー・食材	①基本の食材	②季節の食材	③体質別食材	アンチエイジング
朝食	•トースト（黒ゴマ） •ナガイモのナメタケあえ（ナガイモ、ナメタケ） •黒きくらげと桜エビのスープ（黒きくらげ、桜エビ、塩昆布）	豆類（ ） キノコ類（ナメタケ） ナガイモ 青ジソ サバ 黒きくらげ 海藻類（昆布 ）	桜エビ		黒ゴマ 黒きくらげ 桜エビ
昼食	•キノコのパスタ（シメジ、青ジソ） •ビーンズサラダ（ひよこ豆、レッドビーンズ）	豆類（ひよこ豆、レッドビーンズ） キノコ類（シメジ ） ナガイモ 青ジソ サバ 黒きくらげ 海藻類（ ）			
夕食	•枝豆 •シメサバ •アジのたたき（アジ、青ジソ） •マーボーナス（ナス、豚ひき肉、スパイス） •エビのアヒージョ	豆類（枝豆 ） キノコ類（ ） ナガイモ 青ジソ サバ 黒きくらげ 海藻類（ ）	エビ スパイス	アジ ナス	エビ
おやつ・飲み物	•ラッキョウ •黒酢ドリンク	豆類（ ） キノコ類（ ） ナガイモ 青ジソ サバ 黒きくらげ 海藻類（ ）		ラッキョウ 黒酢	黒酢

「ゆる薬膳。」ダイエット食事日記

月　　日(　　)　季節(　　　)　体重(　　　)kg

体質(　　　　　)タイプ・(　　　　　)タイプ

	メニュー・食材	①基本の食材	②季節の食材	③体質別食材	
朝食		豆類(　　　　) キノコ類(　　　) ナガイモ 青ジソ サバ 黒きくらげ 海藻類(　　　)			
昼食		豆類(　　　　) キノコ類(　　　) ナガイモ 青ジソ サバ 黒きくらげ 海藻類(　　　)			
夕食		豆類(　　　　) キノコ類(　　　) ナガイモ 青ジソ サバ 黒きくらげ 海藻類(　　　)			
おやつ・飲み物		豆類(　　　　) キノコ類(　　　) ナガイモ 青ジソ サバ 黒きくらげ 海藻類(　　　)			

このページはコピーしてご使用ください。

おわりに

かつてヤセたいと思い、カロリー計算ばかりしていた頃は、いつも食べることに、どこか「罪悪感」を感じていました。そんなの楽しくないですよね。食べることは生きること。そして食事は生きるうえでの大きな楽しみ。1日3回の罪悪感なんて、本当にもったいないことをしていたと思います。

いまではカロリー計算をしなくなったけれど、体重計にのることも少なくなりました。のらなくても自分の感覚で、いま、自分のカラダがどうなっているかわかるからです。

そして、それは「太る」というよりも「なんだかカラダがヘンだなあ」という感覚。そうなったら、食でカラダをチューニングする感じ。そうすることでベスト体重を維持できています。

たぶん、自分のカラダの感覚に敏感になったんだろうな、と思います。食べた結果がどうなるのか。それを日々、見極めて、食と楽しく、賢く付き合っていけば、理想の体型も美と健康も手に入ります。ヤセようと無理をするよりも、食材の力を信じつつ「自分のコンディションがいい」を目指していれば、おのずと体型は整います。

いろんな情報があるいま、結局は「自分の感覚で判断する」に尽きると思います。自分のカラダのことは、自分にしかわかりません。だから、この本をベースにして、自分なりの「薬膳ダイエット」を見つけてもらえたらいいな、と思っています。そうすれば一生モノ！
そして、ゆるーく続ける「崩しの美学」も身につけて、日々楽しく、美味しく、美しく飲むよーーーーーーーーーっ!!

ゆるすぎる著者に辛抱強くお付き合いいただいた青春出版社の深沢さん、本を出すきっかけをつくってくれた堀本さん、デザイナーの田中さん、イラストレーターの上田さん、ありがとうございました！ そして、いつも支えてくれる飲み友のみなさま、日本各地のみなさま、セミナーの生徒のみなさま、城南地区のみなさま、いつも本当にありがとう！

そして何より本を書くことを応援してくれる父と、食べることの大切さと素晴らしさを教えてくれた料理上手の母、この本を書き上げるために多大な協力をしてくれた弟に感謝をこめて。

また、どこかの居酒屋でお目にかかりましょうー！

2015年1月　池田陽子

著者紹介

池田 陽子〈いけだ ようこ〉

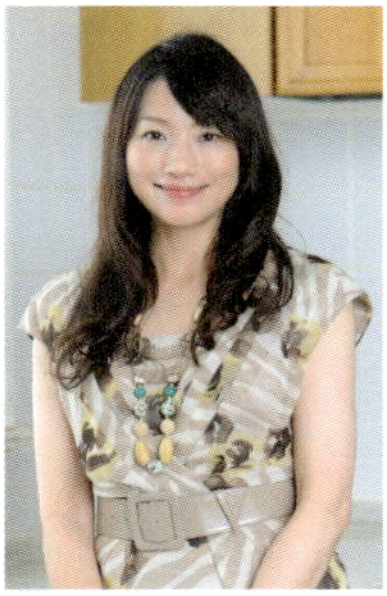

薬膳アテンダント。宮崎生まれ、大阪育ち。立教大学卒業後、出版社にて女性誌、ムック、機内誌などの編集を手がける。カラダとココロの不調は食事で改善できるのでは？ という関心から国立北京中医薬大学日本校に入学し、国際中医薬膳師資格取得。薬膳で自身の体調の改善、美肌効果、ダイエット効果を実感し、ふだんの暮らしの中で手軽に取り入れられる「ゆる薬膳。」の提案を、執筆、セミナーなどを通しておこなう。また、食文化ジャーナリストとして地方の食材、食文化についての執筆も手がけ、日本各地の食材を薬膳的観点から紹介する活動も積極的に取り組み、食材の新たな魅力を提案、発信を続けている。
鯖ファンが集う「全さば連」（全日本さば連合会）にて外交担当「サバジェンヌ」としても活動中。趣味は大衆居酒屋巡りと鉄道旅（乗り鉄）。
著書に『ゆる薬膳。』（日本文芸社）、『缶詰deゆる薬膳。』（宝島社）がある。
公式サイト http://www.yuruyakuzen.com
www.yuruyakuzen.net「Shop de ゆる薬膳。」にて国産の薬膳食材を販売中。

「ゆる薬膳《やくぜん》。」はじめたらするっと5kgヤセました！

2015年3月10日 第1刷

著者 池《いけ》田《だ》陽《よう》子《こ》

発行者 小澤源太郎

責任編集 株式会社 プライム涌光

電話 編集部 03(3203)2850

発行所 株式会社 青春出版社

東京都新宿区若松町12番1号〒162-0056
振替番号 00190-7-98602
電話 営業部 03(3207)1916

印刷 大日本印刷 製本 大口製本

万一、落丁、乱丁がありました節は、お取りかえします。

ISBN978-4-413-11135-5 C0077